KB272452

손저림의 가장 흔한 원인

손목터널증후군

손저림의 가장 흔한 원인
손목터널증후군

통증 · 재발은 적고, 회복 · 일상 복귀는 빠른
손목주름 분절감압술

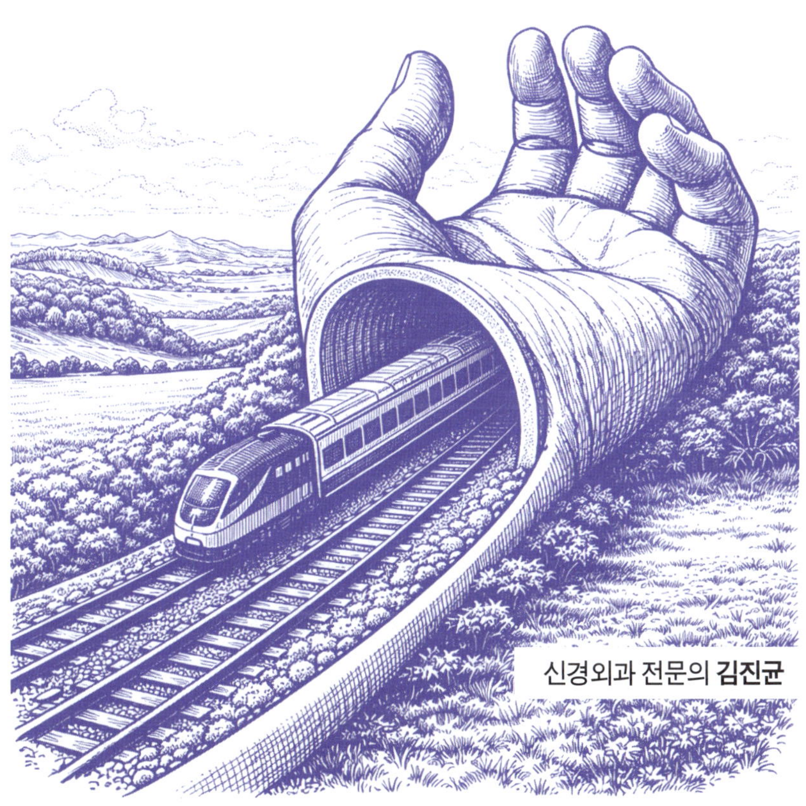

신경외과 전문의 **김진균**

좋은땅

손목터널증후군은 단순히 손만 저린 것으로 끝나는 질환이 아닙니다. 이 질환의 본질은 신경이 눌려 손의 감각이 점차 무너지는 병입니다. 수술 없이 저절로 낫는 경우는 드물며 치료를 미루는 동안 신경 손상이 예상보다 빨리 진행됩니다. 중간 단계에서도 이미 영구적인 신경 손상이 시작될 수 있습니다.

흔히 하는 착각이 있습니다. "아직 손가락을 움직일 수 있으니 괜찮다"는 생각입니다. 그러나 손가락을 움직이는 근육은 팔뚝에 있기 때문에, 신경이 눌려도 손가락은 정상적으로 움직입니다. 신경이 망가져 가는데도 환자는 심각성을 알아채지 못합니다. 눈에 보이는 운동 마비보다 감각 손상이 먼저 나타난다는 점이 손목터널증후군의 무서운 점입니다.

손을 움직이는 운동신경은 중요합니다. 감각신경도 마찬가지입니다. 손은 단순한 도구가 아니라 제2의 눈입니다. 우리는 손끝 감각으로 물건의 질감을 느끼고, 미세한 차이를 구분하며, 정교한 기술을 발휘합니다. 수십 년간 갈고닦은 기술, 직업적 능력, 예술적 감각은 모두 손끝의 감각신경과 뇌의 무의식적인 상호작용에서 비롯됩니다. 손목터널증후군은 이 감각신경을 무너뜨리는 병입니다.

감각이 사라지면 손은 눈이 먼 것처럼 됩니다. 눈이 보이지 않으면 길을 잃듯, 손의 감각이 망가지면 일상적인 동작조차 서툴러집니다. 평생 쌓아 온 기술과 능력이 하루아침에 사라질 수 있는 병이 손목터널 증후군입니다.

저는 이 책을 통해 손목터널증후군은 '참아도 되는 병'이 아님을 말씀드리고 싶습니다. 조기에 진단하고 늦기 전에 수술을 받아야 장애를 막을 수 있습니다.

아무래도 수술은 쉽게 결정하기 어렵습니다. 기존의 손바닥 절개 수술은 통증이 심하고 회복이 느리며 오래 쉬어야 합니다. 재발도 적지 않습니다. 이런 단점을 극복하기 위해 나온 손목주름 분절감압술은 손바닥 절개가 없어 통증이 적고 회복이 빠르며 재발이 적습니다. 어떤 수술을 받든 가장 중요한 것은 치료 시기를 놓치지 않는 것입니다.

손은 우리 삶과 일 그 자체입니다. 이 책이 손저림을 가볍게 여기는 분에게는 경각심을, 치료를 미루던 분에게는 용기를 주어, 소중한 손을 지키시는 데 도움이 되길 바랍니다.

2026년 4월
희망찬병원에서
김진균

목차

Part 2.

치료하기 — 비수술에서 수술까지

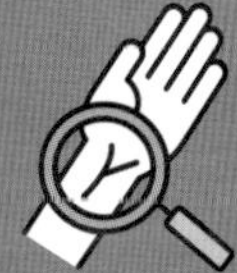

Part 1

이해하기
─ 손목터널증후군의 정체

1장

손목터널증후군 증상 제대로 알기

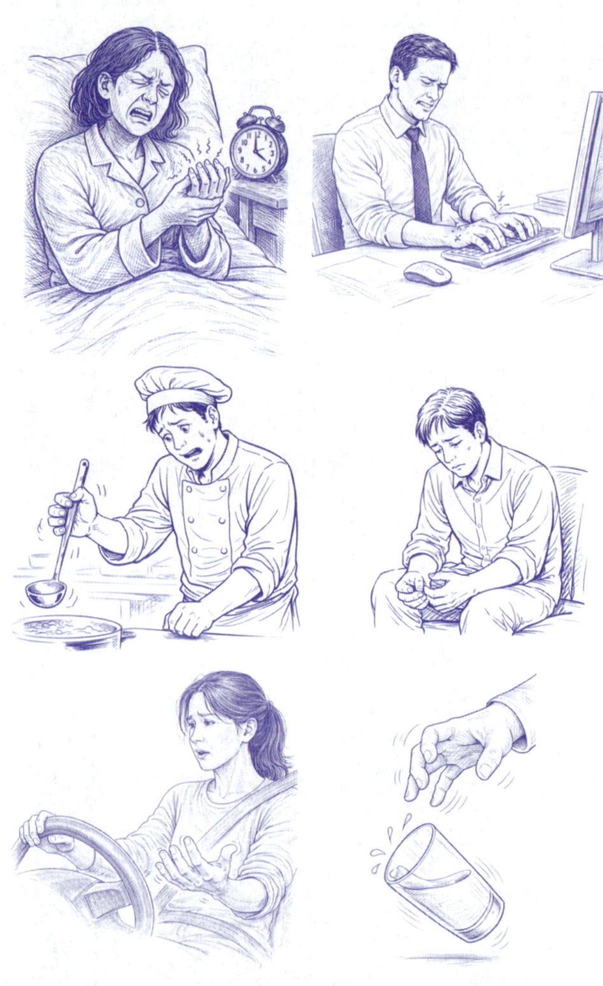

1-1

손저림과 힘 빠짐 — 대표 증상과 위험 신호

손목터널증후군의 가장 흔한 증상은 손저림입니다. 전기가 오듯 찌릿하거나 바늘로 찌르는 듯한 특유의 저림이 나타납니다. 엄지, 검지, 중지와 약지의 절반에서 느껴지는데, 이는 손목터널을 지나는 정중신경이 눌려서 생기는 증상입니다.

저림은 밤에 더 심해집니다. 손이 저려서 깨어나 손을 털거나 주무르며 다시 잠드는 일이 반복됩니다. 잘 때는 손목이 구부러져 신경 압박이 심해지기 때문입니다. 밤에 증상이 심하고 손을 털면 잠시 나아지는 것은 손목터널증후군의 전형적인 특징입니다.

증상이 진행되면 손끝 감각이 둔해집니다. 뜨겁고 찬 것을 구분하기 어렵고, 동전 집기나 단추 채우기 같은 세밀한 동작이 힘들어집니다. 손에 힘이 빠져 물건을 떨어뜨리고, 심하면 엄지 근육이 위축되어 젓가락질이나 글쓰기도 어려워집니다. 이 단계에서는 신경 손상이 영구적일 수 있어 조기 치료가 중요합니다.

일부 환자는 손가락이 뻣뻣해져 잘 움직이지 않는다고 호소합니다.

신경 압박이 오래되면 근육과 힘줄이 제대로 작동하지 않고, 통증과 부종이 겹치면서 관절이 굳은 듯한 느낌이 들기 때문입니다. 손목터널증후군은 가벼운 저림으로 시작하지만, 방치하면 수면 장애와 일상생활 불편을 거쳐 손 기능 상실로 이어질 수 있습니다.

Q1. 손목터널증후군의 대표적인 증상은 무엇인가요?

손저림입니다. 많은 환자가 "밤에 손이 찌릿해서 몇 번이고 깬다"고 합니다. 손을 털면 일시적으로 나아지는데, 이것을 의학적으로 '플릭 징후(Flick sign)'라고 부릅니다. 저림은 주로 엄지, 검지, 중지 전체와 약지의 절반에 나타나는데, 정중신경이 손목터널에서 눌려 생기는 증상입니다. 밤에 심하고, 손을 털면 나아진다면 손목터널증후군일 가능성이 높습니다. 감각이 둔해지거나 힘이 빠져 물건을 떨어뜨리거나, 통증이 나타나기도 합니다.

Q2. 손목이 아픈데, 손목터널증후군일까요?

아니요, 그럴 가능성은 낮습니다. 손목터널증후군의 주요 증상은 손저림이며, 손목 통증은 드물고 있어도 부수적입니다. 손목 통증이 주 증상이라면 힘줄염이나 관절염 같은 다른 질환일 가능성이 큽니다. 손목터널증후군은 정중신경이 눌려 생기는 병이므로 손바닥이나 손가락 저림이 주증상입니다.

Q3. 손가락 끝이 둔해지고 감각이 떨어지는 건 왜 그런가요?

정중신경이 눌리기 때문입니다. 손목터널에서 신경이 압박되면 감각 신호가 뇌로 잘 전달되지 않아서 손끝이 장갑 낀 것처럼 둔하게 느껴집니다. 엄지, 검지, 중지와 약지 절반은 정중신경 담당 부위이며, 압박이 오래되면 영구적인 손상이 남을 수 있습니다. 뜨겁고 찬 것을 구분하기 어려워 화상을 입거나, 물건을 떨어뜨려 안전사고가 생길 수 있습니다.

Q4. 손목터널증후군이 심하면 손가락이 굳어지나요?

아니요, 관절 자체는 굳지 않습니다. 다만 신경이 계속 눌리면 힘줄과 근육이 제대로 작동하지 않고, 손도 붓습니다. 이런 상태가 겹치면 손가락 움직임이 어려워지고, 환자는 '손가락이 뻣뻣하다'고 느낍니다.

Q5. 엄지 쪽 손바닥 근육이 꺼져 보이면 이미 신경이 손상된 것인가요?

네, 진행됐을 가능성이 높습니다. 엄지손가락 아래 볼록한 부분(무지구)은 정중신경이 담당하는데, 오래 눌리면 근육이 점차 줄어듭니다. 손저림이 있든 없든 신경이 심각하게 손상된 상태입니다. 근육 위축이 오면 엄지를 맞대는 힘이 약해져 물건 집기가 어려워집니다.

Q6. 밤에 증상이 더 심해지는 이유는 무엇인가요?

잠자는 동안 손목이 구부러지기 때문입니다. 손목터널 안 압력이 높아져 정중신경이 더 눌립니다. 낮에는 괜찮던 손저림과 통증이 심해져 잠에서 깨게 됩니다.

또한 잠잘 때는 혈액순환이 느려지고 손목에 체액이 고여 부종이 생기기 쉽습니다. 깊은 잠을 자기 어렵고, 아침에 손이 붓거나 뻣뻣해집니다.

Q7. 손이 저릴 때 손을 털면 왜 나아지나요?

손목터널 압력이 낮아지기 때문입니다. 손을 움직이면 손목 주변의 근육과 힘줄이 이완되고, 정체된 체액이 순환되면서 저림이 줄어듭니다. 하지만 일시적인 현상일 뿐, 신경 압박 자체가 풀린 것은 아닙니다.

Q8. 손목터널증후군이 저절로 완치될 수도 있나요?

아니요, 대부분 저절로 낫지 않습니다. 초기에 손을 덜 쓰거나 보호대를 착용하면 잠시 증상이 호전될 수 있지만, 결국 다시 심해집니다. 증상이 좋아져도 신경은 여전히 눌려 있기 때문입니다. 감각이 둔해지거나 힘이 빠져도 서서히 진행되므로 알아차리지 못할 때가 많고, 노환으로 여기기도 합니다.

임신이나 갑상선 질환 때문에 생긴 경우는 원인이 해결되면 호전될 수 있지만, 그 외에는 치료 없이 회복되지 않습니다.

Q9. 손이 많이 저리다가 특별한 치료 없이 증상이 좋아졌는데, 자연치유된 것일까요?

아니요, 치유된 것은 아닙니다. 손 사용량, 피로, 스트레스, 날씨 등에 따라 저림이 심해졌다가 약해지기를 반복합니다. 신경이 눌린 상태에 적응하면서 증상이 호전되는 경우도 있습니다. 그러나 통증이나 저림이 줄어들어도 신경 손상은 오히려 진행될 수 있습니다.

Q10. 한동안 괴롭던 손저림은 없어졌는데, 손가락이 무디고 물건을 잡는 힘이 약해졌습니다. 어떤 상태인가요?

신경 손상이 심해졌을 가능성이 높습니다. 병이 진행되면 저림이나 통증을 느끼는 기능마저 떨어져, 겉보기에는 나아진 것 같아도 실제로는 감각신경이 마비된 상태입니다. 힘이 빠진 것은 마지막 단계로 운동신경 마비 증상입니다. 이 단계에서는 수술해도 회복이 더디거나 제한됩니다.

Q11. 손목터널증후군을 다른 이름으로 부르기도 하나요?

네, 여러 이름으로 불립니다. 의학용어로 '정중신경 포착 증후군', '수근관증후군'이라고도 하며, 영어로는 'Carpal Tunnel Syndrome(CTS)'입니다. '팔목터널증후군', '손목굴증후군', '터널증후군'처럼 변형된 명칭도 흔히 쓰입니다.

환자들은 '손저림증', '손목 신경 눌림' 등으로 부르기도 합니다.

1-2

손목터널증후군이 일상에 미치는 영향

손목터널증후군은 일상생활 전반에 영향을 미칩니다. 환자가 가장 힘들어하는 점은 손저림과 힘 빠짐입니다.

밤이면 손저림 때문에 숙면이 힘들고, 낮에는 피곤해 집중력이 떨어집니다. 손이 붓고 젓가락질이나 글쓰기가 어렵고, 책을 들고 읽거나 스마트폰 잡기도 불편합니다.

직장에서는 물건을 놓쳐 업무 효율이 낮아지고 사고로 이어지기도 합니다. 실수가 반복되면 자신감을 잃고 동료에게 부담을 줄 수 있습니다. 증상이 심하면 생업을 그만둬야 할 수도 있습니다.

집에서도 컵이나 휴대폰을 자주 떨어뜨리고, 바늘에 실 꿰기나 단추 채우기, 지퍼 올리기 같은 세밀한 동작이 어려워 좌절감을 느낍니다.

운전할 때도 핸들을 오래 잡으면 손이 저려 위험합니다. 주부, 요리사, 생산직 근로자처럼 손을 많이 쓰는 직업군은 같은 신경 압박에도 증상이 더 심해져 일에 큰 지장을 받습니다.

Q1. 손목터널증후군 환자들은 어떤 증상을 가장 힘들어하나요?

야간 손저림으로 잠을 설치는 것입니다. 손끝이 타는 듯이 찌릿해서 여러 번 깨고, 손을 털어야 겨우 다시 잠들 수 있습니다. 이런 일이 반복되면 깊은 잠을 자지 못해 피로가 쌓이고, 낮에는 집중력이 떨어져 실수가 늘어납니다.

Q2. 왜 물건을 자꾸 놓치게 되나요?

손끝 감각이 둔해지거나 손 힘이 약해졌기 때문입니다. 물건을 잡고 있는지 뇌가 인식하지 못하고, 오래 쥘 수 없습니다. 단순 실수처럼 보이지만, 사실은 신경 기능이 떨어지고 있다는 신호입니다. 직장에서는 업무 실수로 이어지고, 집에서는 뜨거운 그릇을 떨어뜨려 화상을 입을 수도 있습니다.

Q3. 손목터널증후군이 심해지면 왜 바늘에 실 꿰기나 단추 채우기가 힘들어지나요?

정밀한 동작에 필요한 감각과 힘이 떨어지기 때문입니다. 바늘구멍에 실을 맞추려면 섬세한 감각과 정확한 손 움직임이 필요한데, 둘 다 떨어지면 어렵습니다. 단추 채우기도 마찬가지입니다.

Q4. 운전할 때 핸들을 오래 잡으면 저린 것도 손목터널증후군 때문인가요?

네, 그럴 수 있습니다. 장거리 운전처럼 손목을 같은 자세로 유지하면 손목터널 안쪽의 압력이 높아져 신경이 눌립니다. 그 결과 손이 저리고 감각이 무뎌져 운전대가 미끄러지는 듯한 느낌을 받습니다. 버스나 택시 기사처럼 장시간 운전하는 사람은 순간적으로 핸들을 놓치거나 기어 변속이 늦어져 사고로 이어질 수도 있습니다.

Q5. 주부나 돌봄 노동자가 손목터널증후군에 더 취약하거나 증상이 심한 이유는 무엇인가요?

하루 종일 손을 쉬지 못하기 때문입니다. 설거지, 빨래, 청소, 아이 돌봄, 어르신 케어까지 손쓸 일이 끊이지 않습니다. 이런 부담이 쌓이면 손목터널 압력이 높아지고 신경이 눌릴 수 있습니다.

1-3

다른 병과 헷갈리는 증상들

손목터널증후군은 손저림 외에도 손끝이 시리고 차갑게 느껴지거나 손이 붓고 화끈거리는 등 감각 이상이 나타납니다. 손목에서 시작된 불편이 팔꿈치, 어깨, 목까지 번지는 경우도 있습니다.

증상이 다양해 다른 질환과 혼동되기 쉽습니다. 손끝이 시리고 차가우면 말초혈관질환이나 레이노증후군으로, 손이 부으면 관절염이나 힘줄염으로 오인되기도 합니다. 저림이 어깨나 목까지 이어지면 경추 디스크나 흉곽출구증후군과 비슷합니다. 당뇨병성 신경병증이나 갑상선 질환 역시 유사한 증상을 보입니다.

증상만으로는 손목터널증후군과 다른 질환을 구분하기 어려울 때가 있습니다.

Q&A

Q1. 손끝이 차가운 것이 손목터널증후군 때문일 수 있나요?

네, 손목터널증후군 때문일 수 있습니다. 손목에서 신경이 눌리면 감각 신호가 왜곡되어 뇌에서는 차갑다고 인식할 수 있고, 자율신경까지 망가지면 혈관이 수축하기도 합니다. 다만 손끝이 차갑다고 다 손목터널증후군은 아닙니다. 말초혈관질환, 레이노증후군, 목디스크, 흉곽출구증후군에서도 나타날 수 있습니다.

Q2. 손목터널증후군이 진행되면 증상은 어떻게 달라지나요?

초기에는 밤에만 저리다가, 점차 낮에도 저리고, 말기에는 감각과 힘이 떨어집니다. 처음엔 손을 털면 금방 나아지던 저림이 하루 종일 지속되고, 손끝 감각이 무뎌집니다. 중기로 접어들면 물건을 놓치고, 단추 채우기나 젓가락질 같은 세밀한 동작이 어려워집니다. 말기에는 엄지 쪽 근육이 줄어들어 움푹 꺼지고, 손 힘이 약해집니다. 이 단계에서는 수술을 해도 완전히 회복하기 어렵습니다.

Q3. 다른 증상 없이 손 감각만 떨어져도 손목터널증후군일 수 있나요?

네, 가능합니다. 손목터널증후군이 진행되면 신경이 손상되어 손끝 감각이 무뎌집니다. 처음에는 저리기만 하다가 촉감이 둔해지고, 뜨겁거나 차가운 것도 잘 구분하지 못하게 됩니다. 환자들은 "장갑을 낀 것 같다"고 표현하기도 합니다. 이런 상태에서는 화상이나 상처 위험이 커집니다.

Q4. 손목터널증후군이 있으면 손가락이 붓기도 하나요?

네, 붓기도 합니다. 손목터널 안의 힘줄이 부어 있으면 손가락까지 붓고, 아침에 손이 뻣뻣하고 반지가 잘 안 빠지는 증상도 흔합니다. 손목터널증후군은 관절염이나 힘줄염이 동반되기도 하는데, 이때는 눈에 띄게 붓습니다.

Q5. 손이 붓고 화끈거리는데, 손목터널증후군 때문일까요?

네, 가능성이 있습니다. 신경이 눌려 감각이 왜곡되면 손이 부은 것처럼 느껴지거나 화끈거리기도 합니다. 하지만 손이 눈에 띄게 붓고, 만졌을 때 열감이 있다면 다른 원인을 의심해야 합니다. 관절염, 힘줄염, 류마티스 질환, 통풍 같은 염증성 질환에서 부종과 열감이 나타납니다.

Q6. 손저림이 팔까지 퍼질 수 있나요?

네, 퍼질 수 있습니다. 신경이 손목에서 눌리지만, 감각 신호가 위쪽까지 전달되면서 팔까지 저리거나 아프게 느껴지기도 합니다. 하지만 팔꿈치나 어깨 통증이 계속된다면 손목터널증후군만으로는 설명하기 어렵습니다. 목디스크나 흉곽출구증후군 같은 다른 신경 질환일 가능성이 있으므로 감별이 필요합니다.

네, 직접 손상시키지는 않지만, 간접적으로 영향을 줄 수 있습니다. 손이 저리고 아프면 팔 쓰는 방식이 달라져 목과 어깨에 무리가 갑니다. 통증을 피하려고 어색한 자세를 취하거나 특정 근육만 쓰게 됩니다. 이런 자세가 반복되면 근육이 뻣뻣해지고 힘줄염이나 근막통증증후군 같은 2차 문제가 생기기도 합니다.

1-4

신경이 빠르게 손상되는 손목터널증후군

손목터널증후군의 증상은 대부분 서서히 나빠지기 때문에 환자는 감각이 떨어지거나 힘이 빠진 줄 모르는 경우가 많습니다. "나이 들어서 그런가 보다" 하고 넘기기 쉽습니다.

반대로 급격히 악화되는 경우도 있습니다. 2-3주 만에 영구적인 신경 손상이 오기도 합니다. 그 상태에서는 수술을 해도 완전히 회복되지 않습니다.

Q&A

Q1. 수술하지 않고 두면 위험할 수도 있나요?

네, 위험할 수 있습니다. 감각이 떨어지거나 손 힘이 빠지는 마비가 생길 수 있습니다. 말기에 엄지 아래 근육이 줄어들면 수술을 해도 손 기능이 돌아오지 않습니다. 일상생활이나 생업이 어려워집니다.

Q2. 진단이 늦어지면 후유증이 남을 수 있나요?

네, 남을 수 있습니다. 손목터널증후군은 초기에 발견하면 약물, 주사, 생활습관 교정만으로 호전되기도 하고, 늦기 전에 수술하면 거의 완치됩니다. 하지만 신경 압박이 오래되면 신경세포가 영구적으로 손상됩니다. 말기 상태로 1년 이상 방치한 환자는 수술을 해도 감각이나 손 힘이 완전히 돌아오지 않는 경우가 흔합니다.

Q3. 손에 힘이 빠지는 느낌이 들면 어떻게 해야 하나요?

빨리 진료를 받아야 합니다. 힘이 빠지는 증상은 정중신경이 심하게 눌렸다는 신호입니다. 엄지 근육 힘이 약해지는 것이 특징입니다. 이런 경우는 중기 이상으로 진행된 상태이므로 수술이 필요할 수 있습니다.

Q4. 잡은 물건을 자꾸 떨어뜨리는데, 심각한 건가요?

네, 심각합니다. 컵이나 휴대폰을 놓치면 손끝 감각이 떨어지고 손 힘이 약해졌다는 신호입니다. 처음에는 가벼운 물건만 놓치지만, 진행되면 뜨거운 냄비나 날카로운 도구를 떨어뜨려 화상이나 부상 위험이 커집니다.

Q5. 손이 저려서 밤에 자꾸 깨는데, 어떻게 해야 하나요?

진료를 받아야 합니다. 밤마다 잠을 설친다면 신경 압박이 진행되고 있다는 신호입니다. 손목터널증후군은 신경이 눌려서 증상이 나타나는데, 잠자는 동안 손목이 저절로 구부러져 손목터널 압력이 올라가 저림이 심해집니다. 보호대로 손목을 곧게 유지하거나 자기 전 스트레칭을 하면 증상이 줄어들 수 있습니다. 다만 이런 방법은 임시방편일 뿐이므로 빨리 치료를 시작해야 합니다.

Q6. 아프지 않고 저리기만 해도 병원에 가야 하나요?

네, 가야 합니다. 손목터널증후군은 통증보다 저림이 더 흔합니다. 치료를 미루면 신경 손상이 진행될 수 있습니다. 저림만 있을 때 치료하면 회복이 빠르지만, 마비가 온 후에는 신경 기능이 돌아오지 않을 수 있습니다.

Q7. 손목터널증후군을 빨리 알아차리는 방법은?

밤이나 새벽에 손이 저려 잠에서 깨는지 확인해야 합니다. 손을 털면 잠시 편해지지만 증상은 곧 반복됩니다. 아침에 손이 붓고 뻣뻣한 느낌이 들기도 합니다. 손끝이 무디거나 물건을 자꾸 놓친다면 상당히 진행된 상태입니다. 엄지, 검지, 중지와 약지 절반에 저림이 집중된다면 손목터널증후군이 강하게 의심됩니다.

손목터널증후군의 원인, 위험 요인, 경과

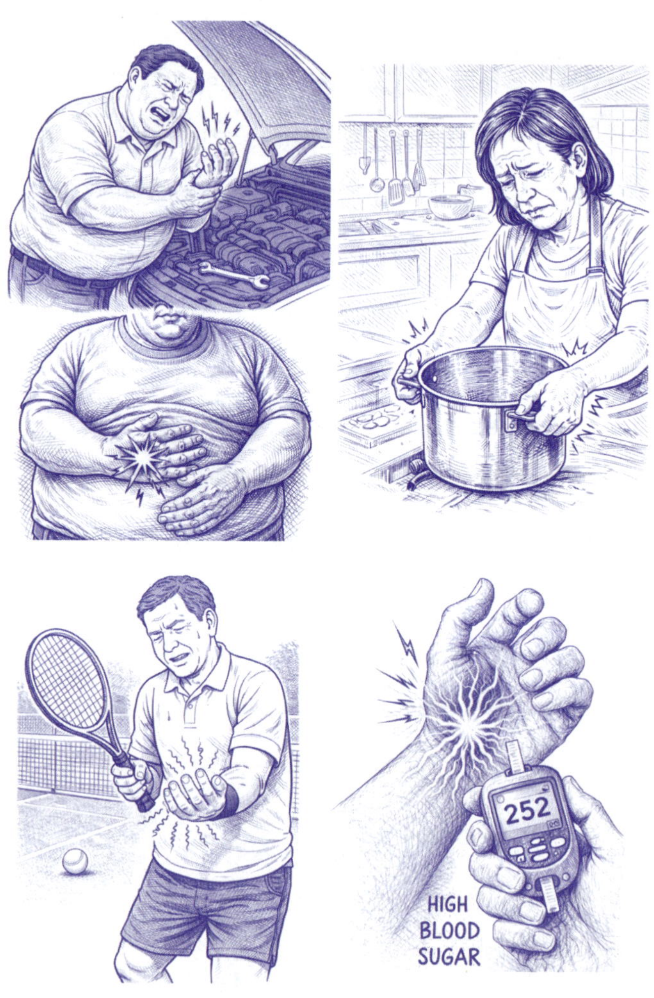

2-1

주요 원인과 위험 요인

손목터널증후군은 손을 많이 써서 생기거나 나이가 들어야 생긴다고 오해하기 쉽습니다. 흔한 질환이지만 왜 생기는지, 누구에게 잘 생기는지는 명확하지 않습니다.

이 질환은 손목의 구조, 호르몬 변화, 전신질환, 유전, 생활습관 등이 복합적으로 작용합니다. 손목터널은 뼈와 인대로 둘러싸인 공간인데, 힘줄이 붓거나 인대가 두꺼워지면 통로가 더 좁아져 신경이 눌립니다.

환자는 특정 직업에 국한되지 않고, 사무직, 주부, 육체노동자, 연주자, 운동선수 등 다양한 사람들에게 나타납니다. 여성에게 흔하며, 임신, 출산, 폐경 시기에 잘 생깁니다. 가족력이 있으면 위험이 더 높습니다. 양손에 동시에 생길 확률이 절반 이상입니다.

중년 여성의 질환으로 알려져 있지만, 젊은 층이나 청소년에게도 발생합니다. 젊은 나이에는 손목 과사용, 선천적으로 좁은 손목 구조, 당뇨나 갑상선 질환 등이 관련이 있을 수 있습니다.

Q1. 손목터널증후군은 어떤 병인가요?

손목터널에서 신경이 눌려 생기는 질환입니다. 정중신경은 엄지부터 약지 절반까지의 감각과 엄지를 맞대는 기능을 담당합니다. 이 신경이 눌리면 손끝이 저리고 감각이 둔해지며, 손 힘이 약해집니다. 초기에는 밤에만 저리다가 진행되면 낮에도 증상이 나타납니다. 더 심해지면 감각과 힘이 영구적으로 떨어져 일상생활이나 생업이 어려워집니다.

Q2. 손을 많이 쓰면 누구나 손목터널증후군이 생기나요?

아니요, 험한 일을 해도 평생 괜찮은 사람이 있고, 몇 달만 일해도 발병하는 사람이 있습니다. 손목터널 넓이, 인대 두께, 당뇨나 갑상선 질환, 호르몬 변화, 나이, 성별 등 여러 요인이 함께 작용하기 때문입니다. 과사용은 위험 요인이지만 그것만으로는 설명하기 어렵습니다. 손을 혹사해서 생기는 경우는 전체 환자의 30% 정도입니다.

Q3. 손목터널증후군의 원인은 무엇인가요?

원인이 복합적입니다. 직접적으로는 손목터널의 압력이 높아져 정중신경이 눌리는 것이지만, 압력을 높이는 데는 여러 요인이 작용합니다. 손을 혹사해서 힘줄에 염증이 생기거나 인대가 두꺼워질 수 있고, 손목 주위에 부종이 생기기도 합니다. 임신, 출산, 폐경 같은 호르몬 변화나 당뇨병, 갑상선 질환 같은 전신질환도 원인이 됩니다.

Q4. 손목터널증후군은 손을 많이 쓰는 사람에게 더 잘 생기는 것 맞죠?

네, 맞습니다. 주부, 사무직, 공장 조립 노동자, 여주자, 운동선수가 대표적입니다. 하지만 손 사용이 적어도 발병할 수 있습니다. 당뇨 환자나 40-60대 여성, 임신부, 폐경기 여성도 발병률이 높습니다. 원인이 명확하지 않은 경우도 많습니다. 왜 생겼는지보다 어떻게 치료하고 관리할지가 더 중요합니다.

Q5. 손목터널증후군은 여성에게 많이 생긴다는데 얼마나 차이가 나나요?

여성이 남성보다 약 4배 많습니다. 건강보험심사평가원 자료에 따르면 여성이 전체 환자의 약 80%, 남성이 약 20%입니다. 20세 미만에서는 성별 차이가 없지만, 30대부터 여성 비율이 늘어나 50대에는 남성보다 6배 가까이 많아집니다.

Q6. 왜 여성에게 더 잘 생기나요?

손목터널이 좁고, 힘줄이 잘 붓고, 호르몬 변화가 크기 때문입니다. 여성은 남성보다 손목터널이 좁은 경우가 흔해서 같은 일을 해도 신경이 더 쉽게 눌립니다. 임신, 출산, 폐경기처럼 호르몬이 변하는 시기에는 손목 주위 조직이 붓고, 힘줄이나 인대가 두꺼워져 통로가 더 좁아집니다. 임신 후기나 출산 직후 손저림을 호소하는 여성이 많으며, 일부는 출산 후 호르몬이 안정되면서 저절로 좋아지기도 합니다. 가사노동처럼 손목을 반복적으로 쓰는 일이 많은 것도 영향을 줍니다.

Q7. 손목터널증후군은 유전되나요?

질환 자체가 유전되지는 않지만, 원인은 유전됩니다. 손목터널이 선천적으로 좁거나 힘줄, 인대가 잘 두꺼워지는 체질은 부모에게서 물려받습니다. 당뇨, 갑상선 질환 같은 대사질환에 잘 걸리는 성향도 마찬가지입니다. 발생 위험의 약 절반이 유전적 요인과 관련이 있습니다.

Q8. 손목터널증후군은 주로 어느 연령에서 잘 생기나요?

40-60대에서 가장 많이 발생합니다. 2022년 우리나라 진료 통계에 따르면 50-60대가 전체 환자의 44%, 40대까지 포함하면 약 65%에 달합니다. 여성은 40대부터 증가해 50대에 정점을 찍고, 남성은 50대 이후부터 늘어납니다. 젊은 층에서도 발생하지만 드물고, 70대 이후에는 오히려 감소합니다.

Q9. 젊은 사람도 손목터널증후군에 걸릴 수 있나요?

네, 20-30대에서도 발생합니다. 나이 들어야 생기는 병으로 생각하지만, 젊은 층에서도 꾸준히 보고됩니다. 젊은 나이에 발병하는 경우는 스마트폰이나 컴퓨터를 많이 쓰거나 손목을 혹사한다기보다는 선

 손저림의 흔한 원인 손목터널증후군

전적으로 손목터널이 좁은 경우가 많습니다. 손을 많이 쓰는 것은 발병 확률을 높일 뿐이고, 주된 원인은 타고난 구조나 질환, 유전적 소인입니다.

Q10. 어린이나 청소년도 손목터널증후군에 걸릴 수 있나요?

네, 드물지만 발생합니다. 손목 구조가 선천적으로 좁거나 청소년기에 류마티스 관절염 같은 전신질환이 있으면 위험이 높습니다. 과도한 피아노 연주, 격한 운동, e스포츠 같은 활동도 영향을 줄 수 있습니다.

Q11. 손목터널증후군은 양손에 같이 생길 수 있나요?

네, 환자 중 절반 이상이 양손에 증상이 발생합니다. 보통 많이 쓰는 손부터 시작되지만, 시간이 지나면서 반대쪽에도 증상이 생깁니다. 전신적인 요인이나 호르몬 변화는 양쪽 손에 동시에 영향을 줍니다. 한쪽 증상이 있을 때 반대편 손목 MRI도 찍어 보면 이미 신경이 눌려 있는 경우가 흔합니다.

2-2

직업, 생활습관과 손목터널증후군의 관계

손목터널증후군은 체질이나 기저질환뿐 아니라 생활습관과 작업 환경도 관련이 있습니다. 손은 수십 개의 작은 관절이 모여 쉴 새 없이 움직입니다. 키보드 입력, 스마트폰 사용, 가사노동 등으로 혹사당합니다. 이런 동작이 반복되면 손목 안의 힘줄과 인대가 붓거나 두꺼워져 정중신경을 압박합니다. 손목을 구부린 자세가 오래 유지되면 압력이 더 올라가 증상이 악화됩니다.

손을 많이 쓴다면 손목터널증후군의 발생률이 높아집니다. 하지만 생활이나 직업에서 손 사용을 줄이기는 어렵습니다. 어떻게 보호할지가 예방의 핵심입니다.

Q&A

Q1. 컴퓨터를 오래 쓰면 손목터널증후군이 생길 수 있나요?

네, 생길 수 있습니다. 키보드와 마우스를 오래 쓰면 손목이 구부러진 상태로 유지되어 손목터널 압력이 높아집니다. 하루 6-8시간 이상

  손저림의 흔한 원인 손목터널증후군

반복되면 점차 진행되어 신경 손상으로 이어질 수 있습니다. 손목을 위나 아래로 꺾은 채 타이핑하거나, 마우스를 꽉 쥐는 습관이 있으면 위험이 커집니다.

Q2. 하루 종일 휴대폰을 많이 쓰면 손목터널증후군이 심해지나요?

네, 심해질 수 있습니다. 스마트폰을 잡으면 손목을 구부린 상태에서 손가락을 계속 움직이게 됩니다. 손목을 구부리면 손목터널 압력이 올라가고, 이 상태에서 손가락을 많이 움직이면 힘줄이 붓습니다. 부은 힘줄이 정중신경을 누르면서 증상이 악화됩니다. 다만 스마트폰을 많이 쓴다고 손목터널증후군이 무조건 생기는 것은 아닙니다. 과사용은 증상을 악화시키지만, 타고난 구조나 체질이 더 큰 원인입니다.

Q3. 설거지나 빨래 같은 집안일도 손목터널증후군의 원인이 되나요?

네, 원인이 될 수 있습니다. 그릇을 문지르거나 빨래를 짜고, 걸레질을 하거나 무거운 냄비를 들면 손목이 반복적으로 꺾이고 비틀립니다. 이런 동작이 매일 쌓이면 손목터널 압력이 높아져 정중신경이 눌릴 수 있습니다. 주부 환자가 많은 이유도 이런 활동과 관련이 있습니다. 다만 영향이 크지는 않습니다.

Q4. 운동선수나 악기 연주자도 손목터널증후군에 잘 걸리나요?

네, 위험이 높습니다. 테니스, 배드민턴 같은 라켓 스포츠는 손목 스냅이 많고, 피아노, 바이올린 연주는 정교하고 빠른 동작을 반복합니다. 선수나 연주자는 손끝 감각과 힘이 곧 직업적 성과로 이어지기 때문에, 손목터널증후군은 단순한 불편이 아니라 생계에 위협이 됩니다.

Q5. 손목터널증후군이 있으면 필기나 컴퓨터 작업을 줄여야 하나요?

네, 증상이 있다면 줄이는 것이 좋습니다. 신경이 눌린 상태에서 같은 동작을 반복하면 손상이 빨라지고 회복이 어려워집니다. 통증이나 저림이 심할 때는 손을 쉬게 해야 합니다.

손을 쉬기 어려운 경우가 많으므로, 작업 중간에 휴식을 취하고 스트레칭을 하는 것이 현실적입니다. 손목 보호대를 착용하거나 인체공학적 키보드와 마우스를 사용하는 것도 도움이 됩니다.

Q6. 증상이 있는데 일을 계속하면 어떻게 되나요?

신경 손상이 빨리 진행될 수 있습니다. 신경이 눌린 상태에서 손을 계속 쓰면 신경 주변 조직이 더 붓고 압박이 심해집니다. 단순한 저림에서 감각 소실, 손 힘 약화, 근육 위축으로 진행할 수 있습니다. 여기까지 진행되면 수술을 해도 완전히 회복되지 않을 수 있습니다.

Q7. 일을 쉴 수 없는 상황에서는 어떻게 관리해야 하나요?

손목 보호와 작업 습관 교정이 필수입니다. 손목 보호대를 착용해 손목이 꺾이지 않도록 하고, 30분마다 스트레칭과 휴식을 취해야 합니

손저림의 흔한 원인 손목터널증후군

다, 반복 동작 사이의 짧은 휴식도 도움이 됩니다. 스테로이드 주사는 증상을 일시적으로 줄일 수 있지만 신경 압박 자체를 해결하지는 못합니다. 그래도 버티면 신경이 더 손상되어 감각 저하나 근육 마비가 남을 수 있습니다.

2-3
다른 질환과의 감별

손이 저리다고 모두 손목터널증후군은 아닙니다. 손목 질환, 목이나 팔꿈치의 신경 압박, 전신질환이나 혈관질환 등이 비슷한 증상을 만들 수 있습니다.

관절염이나 드퀘르벵 건초염은 손목이 붓고 아프며 아침에 뻣뻣합니다. 방아쇠손가락은 손가락이 걸렸다가 딸깍하고 펴지고, 듀피트렌 구축은 손가락이 점점 구부러져 펴지지 않습니다. 혹이 만져지는 결절종도 있습니다.

목디스크는 목을 움직일 때 팔 저림이 심해지고, 흉곽출구증후군은 팔을 들거나 어깨를 젖히면 팔 전체가 저립니다. 주관증후군이나 척골관증후군은 새끼손가락과 약지 쪽 저림이 중심입니다. 당뇨병성 신경병증은 손과 발이 양쪽 대칭으로 저리고, 레이노증후군은 기온이 떨어지면 손가락 색이 변하며 차갑고 아픕니다.

어느 손가락이 저린지, 밤에 심해지는지, 손을 털면 나아지는지, 목이나 어깨 증상과 연관이 있는지, 관절이 붓고 열이 나는지 등을 확인해야 합니다. 신경근전도검사, 초음파, MRI 검사가 도움이 되지만, 결과를 맹신해서는 안 됩니다. 검사에서는 정상이어도 증상이 분명하면 손목터널증후군으로 진단할 수 있습니다.

Q1. 손목터널증후군과 퇴행성 손가락 관절염은 어떻게 다른가요?

손목터널증후군은 손가락 저림이, 손가락 관절염은 마디 통증과 변형이 주증상입니다. 손목터널증후군은 손목을 지나는 신경이 눌려 생깁니다. 손가락이 저리고 찌릿합니다. 밤에 심해져 잠을 깨는 경우가 많고, 손을 털면 일시적으로 호전됩니다. 말기에는 감각이 없어지며 엄지 밑 근육이 말라 손 힘이 약해집니다.

퇴행성 손가락 관절염은 손가락 마디의 연골이 닳아 생깁니다. 손가락 끝이나 중간 마디가 쑤시고 뻣뻣하며, 마디가 점점 굵어지고 울퉁불퉁해집니다. 손을 많이 쓰면 아프고 쉬면 나아집니다.

두 질환이 같이 있는 경우도 적지 않습니다.

Q2. 손목터널증후군과 류마티스 관절염은 어떻게 구분하나요?

류마티스 관절염은 관절이 붓고 아프고, 손목터널증후군은 손가락이 저립니다.

류마티스 관절염은 자가면역 질환으로, 아침에 손과 손목 관절이 붓고 뻣뻣합니다. 대개 양손에 대칭으로 나타나며 여러 관절이 동시에 붓고 아프고, 오래되면 관절 변형으로 이어질 수 있습니다.

손목터널증후군은 관절이 아니라 신경 문제입니다. 손이 저리고 감각이 떨어지는 것이 주된 증상입니다. 밤에 심해지고 손을 털면 일시적으로 좋아집니다.

관절이 붓고 아침에 뻣뻣하면 류마티스 관절염을, 저림이 밤에 심하면 손목터널증후군을 의심합니다. 두 질환이 동반되기도 하므로 정확한 진단을 위해 혈액검사와 신경검사가 필요합니다.

Q3. 손목터널증후군과 손목 인대 손상은 어떻게 다른가요?

인대 손상은 손목을 움직일 때 아프고, 손목터널증후군은 손가락이 저립니다.

손목 인대 손상은 주로 넘어지거나 손목을 비트는 동작 후에 생깁니다. 큰 사고가 아니어도 손을 반복해서 무리하면 인대가 손상되어 손목이 불안정해질 수 있습니다. 손목을 움직일 때마다 통증이 있어 힘을 주기 어렵습니다.

반면 손목터널증후군은 외상과 관련이 없습니다. 손저림, 감각 저하, 힘 빠짐 등이 나타나며, 손을 털면 잠시 좋아집니다. 손목이 아픈 경우는 드뭅니다.

Q4. 손목터널증후군과 드퀘르벵 병(건초염)은 어떻게 다른가요?

손목터널증후군은 손가락이 저리고, 드퀘르벵 병은 엄지 쪽 손목이 아픕니다. 손목터널증후군은 정중신경이 눌려 생기는 신경 질환입니다. 손끝 저림, 감각 둔화, 밤에 심해지는 증상이 특징입니다. 진행되면 감각 저하와 근육 위축이 생길 수 있습니다.

드퀘르벵 병은 엄지손가락 힘줄에 염증이 생기는 질환으로, 컵을 들거나 아기를 안을 때처럼 엄지 쪽 힘이 들어갈 때 통증이 심해집니다. 저림보다는 손목 바깥쪽의 날카로운 통증이 특징이고, 진찰할 때 엄지를 손바닥에 넣고 손목을 꺾어 아픈지 봅니다.

Q5. 손목터널증후군과 손목에 생기는 혹(물혹, 종양)은 관련이 있나요?

직접적인 연관은 없지만 동반되는 경우가 있습니다. 손목에 생기는 물혹(결절종)은 겉에서 만져지기도 하고, 대부분 통증은 심하지 않습니다. 하지만 손목터널 안쪽에 생기면 정중신경을 눌러 손목터널증후군을 일으킬 수 있습니다. 겉에서 만져지는 혹만으로는 손목터널 내부에 병변이 있는지 알 수 없으므로 초음파나 MRI 검사가 필요합니다.

Q6. 손목터널증후군과 목디스크는 어떻게 다른가요?

목디스크는 주로 목, 등, 팔이 저리거나 아프고, 손목터널증후군은 손목 아래 손바닥이 저립니다. 목디스크는 보통 목 통증이 먼저 나타나고, 등이 결리거나 어깨와 팔 전체로 통증이 퍼집니다. 손저림은 주로 손등 쪽으로 오고 목을 젖히거나 돌릴 때 심해집니다.

손목터널증후군은 목이나 어깨 통증은 없으며, 저림이 손목 이하에 집중됩니다. 손바닥 쪽이 저립니다. 밤에 잠 못 이루는 증상이 둘 다 나타날 수 있지만 양상이 다릅니다. 목디스크는 등이 결리거나 팔이 저려서 잠을 못 자고, 손목터널증후군은 자다가 손이 저려서 깹니다. 손을 털면 나아지는 것도 특징입니다.

Q7. 병원에서 손목터널증후군을 목디스크로 오진하는 경우도 있나요?

네, 증상이 비슷해서 오진되는 경우가 있습니다. 손목터널증후군 환자가 목디스크로 잘못 수술받은 사례도 있습니다. 손목을 구부리면 심해지고, 손을 털면 저림이 잠시 줄어드는 것은 손목터널증후군의 특징으로, 목디스크에서는 나타나지 않습니다. 두 질환은 증상 양상을 잘 살피면 구분할 수 있지만, 정확한 진단을 위해서 신경근전도검사가 도움이 됩니다.

Q8. 손목터널증후군 말고도 비슷한 병이 있나요?

네, 여러 질환이 손저림을 일으킵니다. 관절염도 손이 저리고 뻣뻣한 증상이 비슷해서 헷갈리기 쉽습니다. 흉곽출구증후군은 목과 어깨 사이에서 신경과 혈관이 눌려 팔과 손이 저리고 힘이 빠집니다. 당뇨병성 신경병증은 양손과 양발이 대칭적으로 저리고 감각이 둔해집니다.

주관증후군은 팔꿈치에서 척골신경이 눌려 새끼손가락과 약지가 저립니다. 척골관증후군은 손목에서 같은 신경이 눌려 비슷한 증상이 나타납니다.

손저림의 흔한 원인 손목터널증후군

수족냉증이라 부르는 레이노증후군은 추위에 노출되면 손가락이 하얗게 변하며 저리고 아픕니다.

Q9. 손가락이 딸깍거리거나 안 펴지는 것도 손목터널증후군인가요?

아니요, 손가락이 걸리거나 펴지지 않는 증상은 다른 질환입니다. 방아쇠손가락은 힘줄이 두꺼워져 손가락이 구부러질 때 걸렸다가 딸깍 소리와 함께 펴지고, 듀피트렌 구축은 손바닥 조직이 굳어 손가락이 점차 구부러지는 질환입니다. 손목터널증후군은 손끝 저림, 감각 저하가 주 증상이며, 손가락이 물리적으로 굳어 펴지지 않는 현상은 나타나지 않습니다. 다만 방아쇠손가락과 손목터널증후군은 둘 다 힘줄 부종이 원인이어서 함께 나타나는 경우가 많습니다.

2-4

치료받았을 때와 받지 않았을 때 경과 차이

손목터널증후군은 조기에 발견하고 치료하면 대부분 좋은 결과를 얻을 수 있습니다. 물리치료, 주사, 수술로 손저림과 통증이 사라지고 일상생활로 잘 복귀합니다.

하지만 방치하면 신경 손상이 진행됩니다. 한 번 손상된 신경은 회복이 늦거나 안 될 수 있어 치료 시기를 놓치지 않는 것이 중요합니다.

자연적으로 좋아지는 경우는 10% 정도입니다. 임신 중 생긴 손목터널증후군을 제외하면 대부분 점차 진행합니다. 증상이 줄어들어도 신경 손상은 조용히 진행될 수 있습니다.

Q&A

Q1. 손목터널증후군을 치료하지 않으면 어떻게 되나요?

신경 손상이 계속 진행되며, 심하면 손 기능을 잃을 수 있습니다. 처음에는 손이 저리다가 시간이 지나면 감각이 떨어져 뜨거운 것과 차가운 것도 구분하기 어려워집니다. 더 진행하면 손 힘이 약해지고 엄지

  손저림의 흔한 원인 손목터널증후군

두덩 근육이 위축됩니다. 치료하지 않으면 영구장애로 이어지는 비율
이 30%나 됩니다.

Q2. 손목터널증후군은 완치가 가능한가요?

네, 수술도 가능합니다. 증상이 경미할 때는 비수술적 방법으로 조절
하다가, 심해지면 수술을 받아야 합니다. 기존 손바닥 절개 수술의 완
치율은 약 80-90%이고, 손목주름 분절감압술은 그보다 높을 것으로 예
상됩니다. 다만 치료가 늦어 신경 손상이 심해지면 수술을 해도 회복되
지 않아 영구장애가 남을 수 있습니다.

Q3. 손목터널증후군이 저절로 나을 수도 있나요?

아니요, 저절로 낫는 경우는 드뭅니다. 상황에 따라 증상은 호전될
수 있지만, 시간이 지나면서 신경 압박이 점점 심해집니다.

임신이나 당뇨, 갑상선 질환이 원인이라면 해당 원인이 해결되면서
좋아지는 경우가 있습니다. 하지만 손목터널 자체가 좁은 구조적 문제
는 그대로 남습니다. 증상이 잠시 나아졌다가 다시 악화되는 패턴을
반복하므로, 호전되더라도 방심하면 안 됩니다.

Q4. 손목터널증후군이 오래되면 영구적인 장애가 생기나요?

네, 생길 수 있습니다. 손목터널증후군은 방치하면 서서히 신경 손상
이 진행되어 손끝 감각이 둔해지고, 힘이 빠지고 엄지두덩 근육이 위축

됩니다. 이 상태가 되면 수술을 해도 기능이 원래대로 돌아오지 않을 수 있습니다.

Q5. 수술 없이 손목터널증후군을 관리할 수 있나요?

네, 관리는 가능하지만 한계도 있습니다. 비수술 치료는 증상 완화를 목표로 하며, 눌린 신경을 근본적으로 풀어 주지 못합니다. 손목 보호대 착용, 스트레칭, 작업 환경 개선 등을 통해 증상을 조절하면서 지내야 합니다. 병이 진행되면 수술을 고려해야 합니다.

손저림의 흔한 원인 손목터널증후군

3장

진단, 검사, 병원 선택

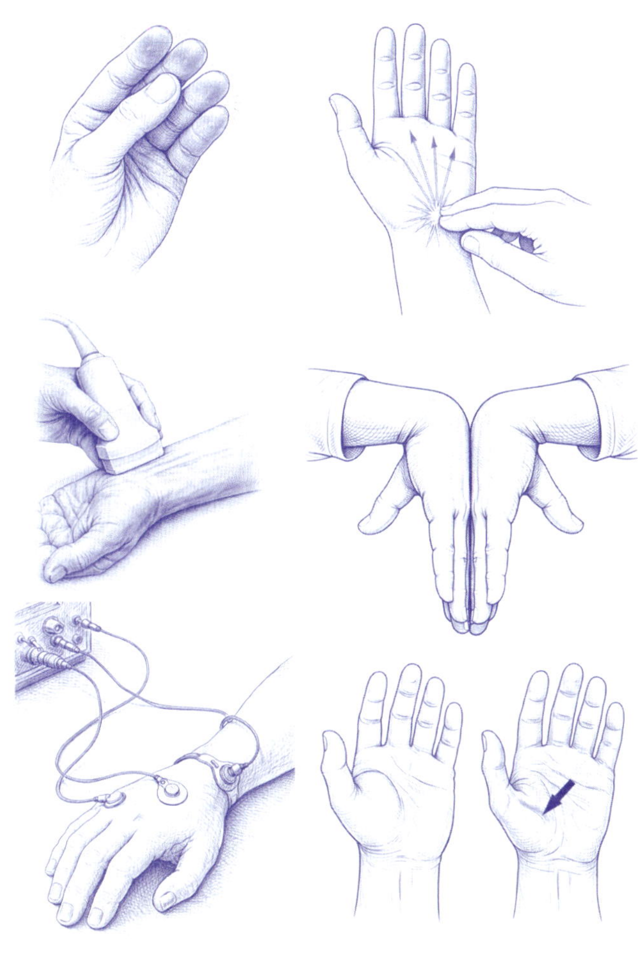

3-1

병원 진료 과정과 환자가 해야 할 선택

손목터널증후군은 환자마다 증상과 진행 속도가 다릅니다.

병원에 방문하면 먼저 문진과 이학적 검사(신체 검사)를 합니다. 필요하면 신경전도검사, 초음파, MRI 등을 통해 신경 압박 정도를 확인합니다. 이런 결과를 종합해 상태를 파악하고, 보존적 치료부터 시작할지, 수술을 고려할지 결정합니다.

환자들이 자주 묻는 질문 중 하나는 '어떤 과를 찾아가야 하는지'입니다. 손목터널증후군은 정중신경이 눌리는 병이므로 정형외과와 신경외과 모두에서 치료합니다. 진료과목보다 의사가 얼마나 연구하고 수련해 왔는지가 더 중요합니다. 대학병원은 최신 장비와 다양한 검사, 협진 시스템이 잘 갖추어져 있어 전신질환이 동반된 경우에 유리합니다. 개인병원은 접근성이 좋고 대기 시간이 짧으며, 맞춤형 진료가 가능합니다.

환자의 상태와 의사의 전문성이 잘 맞는 곳을 선택하면 됩니다. 진단을 받았다면 병원을 자주 옮기지 않는 것이 좋습니다. 손목터널증후군

 손저림의 흔한 원인 손목터널증후군

은 치료의 연속성과 추적 관찰이 중요하기 때문입니다.

Q1. 손 저려서 병원 가면 진료는 어떻게 진행되나요?

문진, 신체검사, 정밀검사 순시로 진행됩니다. 먼저 증상과 병력을 확인하는데, 언제부터 저렸는지, 밤에 더 심한지, 물건을 자주 놓치는지 등을 묻습니다. 다음으로 손목을 굽히거나 두드려 저림이 유발되는지 신체검사로 확인합니다.

필요하면 신경전도검사로 신경 이상을 확인하고, 초음파나 MRI로 손목터널의 구조를 살펴봅니다. 검사 결과를 종합해 경증이면 약물, 주사, 손목 보호대 같은 보존적 치료를 하고, 신경 손상이 중기 이상이면 수술을 권하기도 합니다.

Q2. 손목터널증후군은 꼭 신경외과나 정형외과에서 진료를 받아야 하나요?

아니요, 다른 과에서도 진료가 가능합니다. 훈련을 받은 성형외과, 재활의학과, 마취통증의학과에서도 진료합니다. 중요한 것은 과 이름이 아니라 의사가 손목터널증후군을 얼마나 연구했는가입니다. 수술이 필요한 경우에는 주로 신경외과나 정형외과에서 합니다. 수술 경험과 숙련도가 결과를 좌우합니다.

Q3. 수술을 잘하는 병원은 어떻게 고르면 좋을까요?

직접 진료를 받아 보는 것이 가장 확실합니다. 병원의 수술 건수, 의사의 전문 분야, 환자 후기를 참고할 수 있지만, 수술 건수를 정확히 공개하는 곳은 드뭅니다. 의사가 증상과 치료 방법을 명확히 설명하는지, 질문에 성실히 답하는지, 수술 경험이 충분한지 살펴봐야 합니다.

어떤 수술법을 사용하는지, 재발률은 어느 정도인지, 수술 후 관리는 어떻게 하는지도 물어보는 것이 좋습니다. 병원 규모나 이름보다는 신뢰가 가는 의료진을 선택하면 됩니다.

Q4. 병원을 여러 군데 다녀 보는 것이 좋을까요?

아니요, 꼭 그럴 필요는 없습니다. 초기 진단이 불확실하거나 설명이 부족하다고 느껴진다면 다른 병원에서 한두 번 진료를 더 받아 볼 수 있습니다. 다만 이미 확진을 받고 치료 방침에 대해 충분히 설명을 들었다면 병원을 옮겨 다니는 것은 바람직하지 않습니다.

병원을 자주 바꾸면 치료 계획이 일관되지 않고, 검사 결과를 비교하기도 어려워집니다. 신뢰할 수 있는 의료진을 만났다면 꾸준히 치료를 이어 가면 됩니다.

Q5. 손목터널증후군 진료는 수술 가능한 병원에서 받아야 하나요?

아니요, 반드시 그렇지는 않습니다. 손목터널증후군 환자의 상당수는 경증 단계여서 약물치료, 주사, 손목 보호대 같은 비수술적 치료만

  손저림의 흔한 원인 손목터널증후군

으로도 호전될 수 있습니다. 하지만 증상이 오래되었거나 중기 이상으로 진행되어 수술 가능성이 크다면, 처음부터 수술이 가능한 병원에서 진료받는 것이 좋습니다. 진단에서 수술까지 빠르고 일관되게 이어 갈 수 있기 때문입니다.

Q6. 모든 병원이 손목터널증후군에 대해 다양한 수술법을 다 갖추고 있나요?

아니요, 그렇지 않습니다. 대부분의 병원은 전통적인 손바닥 절개 수술만 합니다. 손목주름 분절감압술이나 내시경 수술은 일부 병원에서만 시행합니다.

빠른 회복이나 흉터 최소화를 원한다면, 해당 수술이 가능한 의사에게 치료받는 것이 좋습니다. 수술법 자체보다 의사의 경험이 결과와 합병증 발생에 더 큰 영향을 미칩니다. 수술 전에 어떤 방법을 사용하는지, 각 방법의 장단점은 무엇인지 설명을 듣고 결정하면 됩니다.

Q7. 손목터널증후군 치료는 대학병원에서 받아야 하나요?

아니요, 대부분은 일반 병원에서 진료받는 것이 효율적입니다. 접근성이 좋고 대기 시간이 짧으며, 한 의사가 처음부터 끝까지 맡아 맞춤형 관리가 가능합니다. 다만 심한 합병증, 종양, 선천적 기형, 감염이 동반된 경우에는 대학병원에서 진료받는 것이 바람직합니다. 첨단 장비가 있고 다양한 과와 협진 시스템이 잘 갖춰져 있기 때문입니다.

네, 있습니다. 손목터널증후군을 깊이 연구하고, 다양한 수술법을 갖춘 병원입니다. 이런 병원은 일반적인 절개술뿐만 아니라 내시경 수술, 손목주름 분절감압술 등을 환자 상태에 맞게 선택할 수 있습니다. 같은 수술을 해도 재발률이 낮고 합병증 관리 경험이 풍부합니다. 경험 많은 병원을 찾는 것이 좋습니다.

3-2

영상검사와 혈액검사

손목터널증후군은 문진과 진찰만으로도 진단이 가능합니다. 하지만 정확한 중증도를 평가하고 다른 질환과 구분하기 위해서는 보조 검사가 필요할 수 있습니다.

영상검사로는 X-ray, MRI, 초음파가 있습니다. X-ray는 손목 뼈와 관절의 변화를 확인하고, MRI는 손목터널 내부와 주변 조직을 평가합니다. 다만 가격이 비싼 단점이 있습니다. 초음파 검사는 신경과 힘줄을 실시간으로 관찰할 수 있고, 주사 치료 시 위치를 정확히 잡는 데도 유용합니다.

혈액검사와 소변검사는 이 질환 자체를 진단하기 위한 것이 아니라, 당뇨병이나 갑상선 질환처럼 발병과 연관된 전신질환을 확인하는 용도입니다. 비수술 치료 단계에서는 대부분 진료와 기본 검사만으로 평가가 가능합니다.

Q1. 병원에 가면 어떤 검사를 받게 되나요?

문진, 신체검사, 신경전도검사, 영상검사, 혈액검사 등이 있습니다. 먼저 의사가 증상을 묻습니다. 언제부터 저렸는지, 밤에 심한지, 물건을 잘 놓치는지 등을 확인합니다. 다음으로 손목을 직접 확인하는 검사를 합니다. 손목을 굽혀 증상이 생기는지 보는 팔렌 검사(Phalen test), 손목을 두드려 저림이 나타나는지 보는 티넬 징후(Tinel sign)가 대표적입니다.

필요하면 보조 검사가 추가됩니다. 신경전도검사로 신경 손상 정도를 파악하고, 초음파로 압박이나 부종을 봅니다. X-ray로 뼈와 관절 변화를 확인하고, MRI로 다른 원인을 감별합니다. 혈액검사는 류마티스, 당뇨병, 갑상선 질환 등 전신질환 여부를 확인하는 데 쓰입니다.

Q2. 영상검사, 신경근전도 검사나 혈액검사 없이 의사 진찰만으로도 손목터널증후군을 진단할 수 있나요?

네, 전형적인 증상이면 가능합니다. 밤에 손이 저리고, 손을 털면 잠시 좋아지며, 엄지, 검지, 중지에 저림이 집중된다면 진찰만으로도 진단할 수 있습니다. 다만 정확한 중증도나 수술 여부를 판단할 때는 객관적인 검사를 참고하는 것이 좋습니다.

Q3. X-ray나 CT로 손목터널증후군을 진단할 수 있나요?

아니요, 직접 진단할 수는 없습니다. 손목터널증후군은 신경이 눌리는 병이라 X-ray나 CT로는 정중신경 압박을 확인하기 어렵습니다. X-ray는 골절, 관절염, 뼈 돌기(골극), 뼈 모양 변화를 볼 수 있고, CT는 뼈 구조를 더 정밀하게 확인해 손목터널의 넓이나 형태를 평가할 수 있습니다. 손목 외상 후 손이 저리면 먼저 X-ray나 CT로 뼈와 관절 상태를 확인하고, 이후 신경전도검사나 초음파로 신경 손상을 평가합니다.

Q4. MRI로 손목터널증후군을 진단할 수 있나요?

참고는 하지만, MRI만으로 확진하지는 않습니다. MRI는 뼈, 근육, 인대, 신경을 정밀하게 볼 수 있어 정중신경 상태와 압박 원인을 직접 확인할 수 있습니다. 인대가 두꺼워진 정도, 뼈 돌출, 낭종, 종양 등도 찾아냅니다. 하지만 비용이 비싸고, 문진, 진찰, 신경전도검사, 초음파만으로도 진단할 수 있어 모든 환자에게 필요한 검사는 아닙니다.

다만 수술 전에는 MRI가 확실히 도움이 됩니다. 손목터널 안의 구조를 미리 확인해 다른 원인을 찾을 수 있기 때문입니다. 전형적이지 않은 증상이나 재발, 재수술이 필요한 경우에도 시행합니다.

Q5. 손목터널증후군 진단에 혈액검사나 소변검사가 필요한가요?

꼭 필요하지는 않습니다. 손목터널증후군을 직접 확인하는 검사는 아니기 때문입니다. 다만 당뇨병, 갑상선 질환, 류마티스 관절염 같은 전신질환이 손목터널증후군의 원인이나 악화 요인으로 작용할 수 있어 필요한 경우가 있습니다.

당뇨가 있으면 신경 손상이 더 빨리 진행되고, 갑상선 기능 저하증이 있으면 호르몬 치료가 함께 필요합니다. 류마티스 관절염이 동반되면 염증을 먼저 조절해야 치료 효과도 좋아집니다. 혈액검사와 소변검사는 동반질환을 파악하고 치료 방향을 정하기 위해 시행합니다. 수술 전 전신 상태를 점검하는 데도 씁니다.

Q6. 초음파 검사는 손목터널증후군 진단과 치료에 도움이 되나요?

네, 진단과 치료 모두에 도움이 됩니다. 정중신경이 붓거나 눌린 상태를 직접 볼 수 있습니다. 손목터널 안의 구조를 실시간으로 확인해 신경이 얼마나 부었는지, 인대가 두꺼워졌는지, 낭종이나 종양이 신경을 누르는지 파악할 수 있습니다. 손목을 움직이면서 검사할 수 있어 자세에 따른 압박 변화도 볼 수 있습니다. 방사선 노출이 없고 통증도 없어 안전하며, 비용도 MRI보다 저렴합니다. 주사 놓을 때 바늘 위치를 정확히 잡는 데도 활용하고, 경피적 시술에도 필요합니다.

Q7. 초음파 검사는 만능처럼 보이는데 한계가 있나요?

네, 좋은 검사지만 한계가 있습니다. 신경의 모양과 두께는 볼 수 있지만, 기능이 얼마나 손상되었는지는 알 수 없습니다. 손목터널 깊은 부위나 뼈에 가려진 부분은 잘 안 보일 수 있습니다.

 손저림의 흔한 원인 손목터널증후군

초음파만으로 진단이 어려우면 신경전도검사로 신경 손상 정도를 확인하고, MRI로 손목터널 내부 구조를 정밀하게 살핍니다. 혈액검사도 당뇨나 갑상선 질환 같은 원인 질환을 찾는 데 씁니다.

Q8. 손목터널증후군은 진찰만으로 진단되는데 영상검사는 언제 필요한가요?

증상이 애매하거나, 다른 질환이 의심되거나, 수술을 고려할 때 필요합니다. 전형적인 증상이라면 문진, 진찰, 신경전도검사만으로도 진단할 수 있습니다. 재발했거나, 낭종, 종양, 관절염 같은 다른 질환이 의심되면 MRI나 초음파가 필요합니다.

증상이 심해 수술을 고려해야 한다면, 수술 전 손목터널 내부 구조를 확인하는 것이 안전합니다. 반면 약물, 주사, 보호대 같은 비수술적 치료 단계에서는 영상검사가 꼭 필요하지는 않습니다.

Q9. 검사 장비로 손목터널증후군을 진단할 수 있나요?

아니요, 검사만으로는 진단할 수 없습니다. 신경전도검사가 양성이어도 증상이 없는 사람이 있고, 전형적인 증상이 있어도 신경전도검사에서 음성인 경우도 10-30% 정도 됩니다. MRI나 초음파에서 신경이 눌린 것처럼 보여도 증상이 없는 경우도 있습니다.

의사는 환자의 증상, 병력, 신체검사 소견을 종합하고, 검사 결과는 참고자료로 활용합니다. 검사는 중증도 평가나 치료 계획 수립에는 도움이 되지만, 진단을 확정하거나 배제하지는 못합니다.

Q10. 인터넷에 자가진단법이 많은데, 손목을 1분간 굽혀 저림이 생기는지 보는 팔렌 검사나, 손목을 두드려 전기 오듯 저림이 생기는지 보는 티넬 징후로 확진할 수 있나요?

아니요, 이 검사들만으로 확진할 수는 없습니다.

팔렌 검사와 티넬 징후는 손목터널증후군을 의심하는 데 도움이 되지만, 정확도가 높지 않습니다. 민감도(병을 찾아내는 능력)가 약 60%, 특이도(정상을 정상으로 구분하는 능력)도 50-60% 정도에 불과합니다. 병이 있어도 음성이 나오거나, 다른 질환인데도 양성이 나올 수 있습니다. 초기에는 음성이 나올 수 있고, 진행되면 감각이 무뎌져 음성이 나올 수도 있습니다. 정확한 진단을 위해서는 의사 진료가 필요합니다.

3-3

신경전도검사와 근전도검사

손목터널증후군이 의심될 때 중요한 검사는 신경전도검사입니다. 손목을 지나는 정중신경에 약한 전기 자극을 주고, 그 신호가 얼마나 빠르고 강하게 전달되는지를 측정합니다. 속도가 느리거나 반응이 줄어들면 신경 압박의 객관적 증거가 됩니다. 진단과 중증도 평가에 필수적이며, 치료 후 호전 정도를 추적할 때도 활용됩니다.

근전도검사는 근육이 전기 자극에 어떻게 반응하는지 확인합니다. 신경 손상이 오래되거나 심하면 근육에도 변성이 생기기 때문에, 단순한 초기 압박 단계인지, 근육 기능에까지 영향을 미친 진행 단계인지를 구분하는 데 유용합니다. 두 검사는 서로 보완적입니다. 신경전도검사가 전선의 전류 흐름을 측정한다면, 근전도검사는 전구가 켜지는지 확인하는 것입니다. 함께 시행하면 손목터널증후군의 상태를 입체적으로 파악할 수 있고, 수술 여부와 중증도 판정에 중요한 기준이 됩니다.

신경전도검사는 피부에 짧고 약한 전기 자극을 줘서 따끔하거나 순간적으로 찌릿한 느낌이 듭니다. 근전도검사는 가는 바늘 전극을 사용해 약간의 불편감이 있을 수 있지만 견딜 수 있는 수준이며 안전합니다. 검사 시간은 20-30분 정도이고, 결과는 바로 확인할 수 있습니다.

Q1. 신경전도검사와 근전도검사는 어떻게 다른가요?

신경전도검사는 신경을, 근전도검사는 근육을 봅니다. 신경전도검사는 손목이나 팔 신경에 전기 자극을 주어 신호가 얼마나 빠르고 강하게 전달되는지 측정해 신경 압박 정도를 객관적으로 확인합니다.

근전도검사는 가는 바늘을 근육에 넣어 근육이 신호에 어떻게 반응하는지 기록합니다. 신경이 손상되면 근육 전기 활동이 달라져 손상 여부를 알 수 있습니다. 비유하자면 신경전도검사는 전기가 신경 길을 잘 타고 가는지 확인하고, 근전도검사는 그 신호를 받은 근육이 제대로 움직이는지 보는 검사입니다. 두 검사를 함께 하면 손상 위치와 정도를 더 정확히 알 수 있습니다.

Q2. 신경근전도검사 중 신경전도검사는 많이 아픈가요?

아니요, 아프지 않습니다. 바늘로 찌르는 검사로 알고 계신 분들이 있지만, 신경전도검사는 바늘을 쓰지 않습니다. 손목과 손가락 피부에 작은 전극을 붙이고 짧고 약한 전기 자극을 주어 신경 반응을 확인합니다.

검사 중 따끔거리거나 찌릿한 느낌이 들 수 있지만, 자극 강도가 낮고 시간도 짧습니다. 정전기가 순간적으로 튀는 느낌 정도입니다. 신경이 눌린 정도를 객관적으로 확인하는 핵심 검사로, 검사 후 통증이 남거나 생활에 지장을 주는 경우는 드뭅니다.

Q3. 신경근진도검사 중 근전도검사는 바늘로 찌르면서 한다고 하던데, 많이 아픈가요?

아니요, 통증은 경미합니다. 근전도검사는 신경이 연결된 근육이 제대로 작동하는지 확인하는 검사로, 가는 바늘 전극을 잠시 삽입해 전기 활동을 기록합니다.

바늘이 들어갈 때 주사 맞는 듯한 순간 통증이 있을 수 있고, 약간의 불편감이나 당김이 느껴질 수 있습니다. 바늘이 얇고 필요한 순간에만 사용되어 크게 아프지 않습니다. 검사 후에는 가벼운 뻐근함이 하루 정도 남을 수 있으나, 오래가지 않습니다.

Q4. 검사 결과는 당일에 알 수 있나요?

네, 가능합니다. 신경전도검사와 근전도검사는 검사 직후 수치와 파형이 나오기 때문에 당일에 결과를 들을 수 있습니다. 환자가 수치만 보고 이해하기는 어려우므로 의사의 해석이 필요합니다.

당뇨나 갑상선 질환 같은 기저질환이 있으면 결과 해석이 달라질 수 있어, 병력과 함께 종합적으로 설명을 듣는 것이 좋습니다.

Q5. 신경근전도검사가 틀릴 때도 있나요?

네, 틀릴 수 있습니다. 병이 빠르게 진행되거나 초기라면 검사 수치가 정상으로 나올 수도 있습니다. 당뇨병이나 갑상선 질환 같은 기저 질환이 있으면 신경 자체가 약해져 결과 해석이 까다롭습니다. 수술이 필요한 중증 환자 중에서도 약 10%는 검사에서 이상이 나타나지 않습니다. 결과를 맹신하면 안 됩니다.

Q6. 신경전도검사와 근전도검사 결과는 어떻게 해석하나요?

결과는 숫자와 그래프로 나오며, 의사의 해석이 필요합니다. 신경전도검사 보고서에는 전도 속도(신호가 얼마나 빨리 가는지)와 진폭(신호가 얼마나 강한지)이 숫자로 나옵니다. 속도가 느리면 신경이 눌렸다는 뜻이고, 진폭이 낮으면 신경 섬유가 손상됐다는 의미입니다.

근전도검사는 쉬고 있을 때 나타나면 안 되는 신호가 잡히면 신경 손상이 근육까지 영향을 미쳤다는 뜻입니다. 환자가 수치만 보고 해석하기는 어려우므로, 의사가 증상과 진찰 소견을 종합해서 설명합니다.

Q7. 손목터널증후군에서 초기(Mild), 중기(Moderate), 말기(Severe)는 어떻게 분류되나요?

증상이나 신경전도검사 결과에 따라 단계가 나뉩니다.

증상으로 나눌 때, 초기 단계에서는 밤에만 손이 저리거나 시리지만, 손을 털면 증상이 나아지고 일상생활에는 지장이 없습니다.

손저림의 흔한 원인 손목터널증후군

중기 단계에서는 낮에도 저림이 계속되고, 물건을 자주 놓치거나 젓가락질, 글쓰기 같은 세밀한 동작이 힘들어집니다. 말기에는 감각과 운동 기능 모두를 잃게 됩니다. 뜨겁고 차가운 것을 구분하지 못하며, 손 힘이 떨어지고 근육이 위축됩니다.

신경전도검사로 나눌 때, 초기에는 감가 신경 전도 속도만 느려지고 운동 신경은 정상입니다. 중기에는 감각 신경과 운동 신경 모두 지연되지만 운동 신경의 진폭은 유지됩니다. 말기에는 전도 속도가 심하게 지연되면서 운동 신경의 진폭도 감소합니다. 진폭 감소는 신경 섬유의 손실을 나타냅니다. 더 진행되면 감각 신경이나 운동 신경에서 반응이 아예 잡히지 않습니다.

Q8. 증상이 확실하면 신경전도검사 없이도 수술할 수 있나요?

네, 가능합니다. 환자의 증상과 진찰 소견이 전형적이라면 신경전도검사 없이 수술을 진행하기도 합니다. X-ray나 MRI 정도만 확인하는 경우도 있습니다. 하지만 증상이 애매하거나 다른 질환과 구분이 필요하면 객관적인 판단을 위해 검사가 필요합니다. 보험 문제, 수술 적응증 판단, 수술 후 합병증 발생 시 비교 기준을 마련하기 위해서도 검사를 해 두는 것이 유리합니다.

Q9. 신경전도검사를 여러 번 받아야 할 때도 있나요?

네, 있습니다. 수술을 결정하기 위해 악화 여부를 확인하려고 재검사를 하기도 하고, 수술 전후 상태를 비교하기 위해서도 검사할 때가 있습니다. 수술 후에도 손저림이 남거나 감각이 둔하다면 재검사를 통해 신경이 회복되는 중인지, 그대로인지, 재발한 것인지 확인해야 합니다.

Q10. 증상이 한쪽에만 있어도 양손 모두 신경근전도검사를 해야 하나요?

네, 양쪽을 비교해야 정확한 진단이 가능합니다. 손목터널증후군은 양손에 생기는 경우가 많아서, 한쪽만 불편해도 반대쪽에서 신경압박이 조용히 진행되기도 합니다. 양손 모두 검사해야 현재 상태를 정확히 알 수 있고, 향후 진행도 예측할 수 있습니다.

Q11. 신경근전도검사를 받기 전에 조심하거나 따로 준비할 것이 있나요?

금식은 필요 없지만, 몇 가지 주의할 점이 있습니다. 손이 너무 차가우면 검사 수치가 달라질 수 있으므로, 검사 전에는 손을 따뜻하게 유지하는 것이 좋습니다. 복용 중인 약이 있다면 의료진에게 알려야 합니다. 신경이나 근육 기능에 영향을 주는 약은 결과 해석에 영향을 줄 수 있습니다.

카페인 음료나 흡연도 신경 반응에 영향을 줄 수 있어 검사 당일에는 피하는 것이 좋습니다.

Q12 당뇨나 갑상선 질환이 있으면 신경근전도검사 결과에 영향을 주나요?

네, 영향을 줍니다. 당뇨병으로 인한 신경병증이 있거나 갑상선 질환으로 신경이 약해져 있으면, 신경근전도검사 결과가 손목터널증후군과 비슷하게 보일 수 있습니다. 단순한 수치만으로는 구분하기 어렵기 때문에, 기저질환과 병력, 다른 검사 결과를 함께 고려해야 합니다.

Q13. 나이가 많으면 신경전도검사 결과가 달라질 수 있나요?

네, 달라집니다. 나이가 들면 신경의 전도 속도가 느려집니다. 같은 검사 결과라도 젊은 환자에게는 이상 수치지만 고령 환자에게는 정상일 수 있습니다.

Q14. 손목터널증후군에서 신경전도검사만 하면 될 것 같은데 근전도검사는 왜 필요한가요?

신경 손상이 근육까지 영향을 미쳤는지 확인하기 위해서입니다. 손목터널증후군의 중증도는 신경전도검사로 분류하고, 근전도검사가 보완합니다.

근전도검사는 근육에 바늘을 넣어 비정상적인 전기 활동이 있는지 확인합니다. 신경 압박이 심해져 근육이 신경으로부터 분리되기 시작하면 탈신경이라 부르고, 말기로 진행됐다는 의미입니다.

신경전도검사가 신경 손상 정도를 보여 준다면, 근전도검사는 근육 손상 정도를 보여 줍니다. 수술 후 근력 회복 가능성을 판단하는 데도 도움이 됩니다.

Q15. 신경근전도검사는 모든 환자가 받아야 하나요?

아니요, 꼭 받아야 하는 것은 아닙니다. 신경근전도검사는 수술이 필요한지 판단할 때 근거 자료가 되고, 수술 후 회복 정도를 예측하는 데도 도움이 됩니다.

증상이 전형적이면 진찰만으로도 진단이 가능하지만, 증상이 애매할 때는 필요합니다. 다만 환자의 10% 정도는 증상이 심한데도 검사에서 정상으로 나올 수 있어, 검사만 믿지 말고 증상과 진찰 소견을 종합해 판단해야 합니다.

3-4

다른 질환과 구별하기

손목터널증후군은 흔한 질환이지만 진단 과정은 단순하지 않습니다. 환자마다 증상이 다르게 나타나고, 다른 질환이 동반되는 경우도 있기 때문입니다.

예를 들어 목디스크가 있으면 손목터널증후군과 비슷한 손저림이 나타날 수 있습니다. 당뇨병으로 인한 말초신경병증이 있으면 신경이 약해져 있어 신경전도검사 결과 해석이 까다롭습니다. 초기나 경중 환자는 검사에서 정상으로 나올 수도 있어 수치만으로는 병을 놓치기 쉽습니다.

따라서 의사는 손목만 보는 것이 아니라 팔과 목까지 이어지는 신경 경로와 기저질환 여부를 함께 고려해야 합니다. 고령 환자의 경우 나이로 인한 신경 반응 저하와 손목터널증후군 증상을 구분하는 것도 중요합니다.

Q1. 손목터널증후군 진단이 까다로운 경우가 있나요?

네, 있습니다. 증상이 전형적이지 않거나 다른 신경 질환과 겹칠 때입니다. 손저림이 손목에만 머무르지 않고 팔, 어깨, 목까지 퍼진다면 단순히 손목터널증후군으로만 보기는 어렵습니다. 이때는 목디스크, 흉곽출구증후군, 당뇨병으로 인한 말초신경병증 같은 질환과 구분해야 합니다. 초기에는 검사가 정상으로 나올 수 있고, 고령 환자는 노화와 구분이 어렵습니다. 양손에 증상이 심하게 나타나면 전신질환도 의심해야 합니다.

Q2. 손저림을 일으키는 여러 질환과 어떻게 구별해서 진단하나요?

병력, 신체검사, 신경전도검사 결과를 종합해 구별합니다. 손저림은 손목터널증후군뿐 아니라 목디스크나 당뇨병으로 인한 말초신경병증에서도 나타납니다. 당뇨병이 있거나 목, 어깨 통증이 동반되면 손목터널증후군으로만 진단하기 어렵습니다.

필요하면 목 MRI나 혈액검사 같은 추가 검사를 시행해 원인을 구분합니다. 여러 질환이 함께 있으면 각각의 기여도를 따져 어떤 치료를 우선할지 결정합니다.

Q3. 증상이 들쭉날쭉한데도 진단이 가능한가요?

네, 가능합니다. 손목터널증후군은 하루에도 여러 차례 증상이 달라

 손저림의 흔한 원인 손목터널증후군

질 수 있습니다. 낮에는 괜찮다가 밤에 심해지거나, 손을 많이 쓴 날에만 악화되는 경우가 있습니다. 증상이 일정하지 않더라도 밤에 손이 저리고, 손을 털면 나아지는 전형적인 패턴이 반복된다면 진단할 수 있습니다. 신경선도검사, 초음파, MRI 같은 보조 검사로 진단을 뒷받침합니다.

Q4. 손목터널증후군 증상은 심한데 신경근전도검사 결과가 정상일 때는 어떻게 하나요?

검사보다 증상을 더 믿어야 합니다. 손목터널증후군이 초기 단계일 때는 신경 손상이 뚜렷하지 않아 신경근전도검사 결과가 정상으로 나올 수 있습니다. 전형적인 증상을 보이는 환자를 검사 결과만으로 배제해서는 안 됩니다. 초음파나 MRI로 정중신경이 붓거나 두꺼워졌는지 확인하거나, 일정 기간 경과를 본 뒤 재검사합니다. 급성으로 진행하면 신경근전도검사에서 정상이 나오더라도 순식간에 영구적인 신경 손상이 생길 수 있어, 검사만 믿고 치료를 늦추면 위험합니다.

Q5. 당뇨나 갑상선 질환으로 인한 손저림은 손목터널증후군과 어떻게 구분하나요?

병력과 증상 양상을 확인하고, 혈액검사와 신경전도검사 결과를 종합해 판단합니다. 당뇨나 갑상선 질환은 말초신경병증을 일으켜 손저림을 유발할 수 있습니다. 손목터널증후군이 함께 있으면 신경전도검사 수치가 복잡하게 나오고, 검사만으로는 구분이 어렵습니다. 필요하면 초음파나 MRI 같은 보조 검사를 추가해 정확도를 높입니다. 기저질환으로 인한 신경병증과 손목터널증후군이 함께 있을 수 있어, 동반 질환을 고려해 치료 계획을 세워야 합니다.

Q6. 손목터널증후군 진단할 때 왜 팔과 목의 신경까지 확인하나요?

손으로 가는 신경이 손목에서만 눌리는 것이 아니기 때문입니다. 정중신경은 목에서 시작해 팔꿈치와 손목을 지나 손끝까지 이어집니다. 압박이 생길 수 있는 지점은 손목뿐만 아니라 목, 어깨, 팔꿈치까지 다양합니다. 손목만 검사하면 원인을 놓치거나 치료 방향이 잘못될 수 있습니다.

목디스크와 손목터널증후군은 증상이 비슷할 때가 있습니다. 원인이 목디스크인데 손목만 치료하면 증상이 호전되지 않습니다. 팔꿈치나 팔뚝에서 신경이 눌려도 증상이 혼동될 수 있습니다.

Q7. 손목터널증후군과 목디스크 증상은 어떻게 구분하나요?

저림이 나타나는 부위와 동반 증상으로 구분합니다. 목디스크는 목에서 시작한 통증이 어깨와 팔로 퍼지는 증상이 있습니다. 손저림도 손 전체나 팔까지 퍼지는 경우가 많고, 목을 움직일 때 증상이 달라집니다. 저림이 손등 쪽 손가락에 나타나는 것이 특징입니다.

반면 손목터널증후군은 목이나 어깨 통증은 거의 없고, 저림이 손목이래에 집중됩니다. 엄지, 검지, 중지, 약지 일부에서 나타나며, 손바닥 쪽 손가락에서 뚜렷합니다. 손목을 구부리거나 오래 사용할 때 심해지고, 밤에 손이 저려 잠을 깨는 경우가 있습니다. 손등 쪽이 저리면 목디스크를, 손바닥 쪽이 저리면 손목티널증후군을 우선 의심합니다.

Q8. 양손 증상이 다르면 각각 다른 질환인가요?

아니요, 양손 증상이 달라도 둘 다 손목터널증후군일 수 있습니다. 한쪽이 심하고 다른 쪽은 가볍게 나타나는 경우가 있습니다. 물론 한쪽은 손목터널증후군이고 다른 쪽은 목디스크나 주관증후군일 가능성도 있습니다. 진단할 때는 양손 모두 검사해야 합니다. 좌우 결과를 비교해 원인을 감별해야 잘못된 치료를 피할 수 있습니다.

Q9. 밤에만 손이 저리고 낮에는 괜찮은데 손목터널증후군인가요?

네, 손목터널증후군일 수 있습니다. 손목터널증후군은 밤에 증상이 심해지는 것이 대표적인 특징입니다. 누워 있을 때 손목이 구부러진 자세가 오래 유지되면 손목터널 내 압력이 높아지고, 신경이 눌려 손이 저려서 잠을 깨게 됩니다. 다만 다른 질환도 밤에 증상이 심해질 수 있으므로, 확진할 수 없습니다.

Q10. 노화로 인한 신경 변화와 손목터널증후군은 어떻게 구분하나요?

전형적인 증상이 있는지로 구분합니다. 나이가 들면 신경 반응 속도가 느려지거나 약해질 수 있습니다. 다만 단순한 노화만으로는 손목터 널증후군의 전형적인 증상이 나타나지 않습니다.

밤에 손이 저리고 손을 털면 잠시 나아지거나, 엄지부터 중지까지 저 림이 있거나, 물건을 자주 떨어뜨리면 손목터널증후군을 의심해야 합 니다. 검사 수치만으로는 노화와 질환을 구분하기 어려운 경우가 있 어, 증상과 진찰 소견을 종합해 판단해야 합니다.

Q11. 손저림을 유발한 신경 문제가 손목에서 생긴 건지 목이나 팔꿈치 에서 생긴 건지 어떻게 알 수 있나요?

증상과 신경근전도검사로 알 수 있습니다. 예를 들어 팔꿈치에서 척 골신경이 눌리는 주관증후군은 새끼손가락과 약지 쪽에 저림이 생기 고, 손목터널증후군은 엄지부터 중지 쪽에 저림이 나타납니다. 목디스 크가 있으면 목이나 어깨에서 팔 전체로 뻗치는 통증이 동반됩니다. 신경근전도검사에서 압박 부위를 확인할 수 있습니다.

손저림의 흔한 원인 손목터널증후군

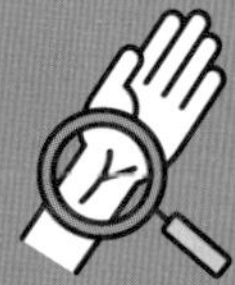

Part 2

치료하기
― 비수술에서 수술까지

4장

비수술 치료

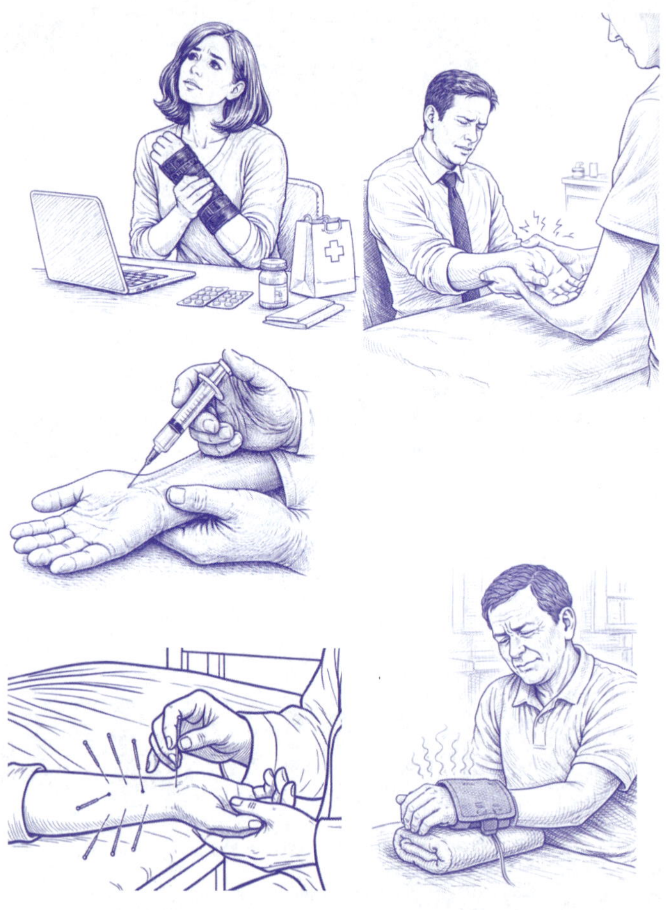

4-1

약물 치료

손목터널증후군에서 약물치료는 신경을 누르는 근본 원인을 해결하는 방법은 아닙니다. 손목터널 안에서 정중신경을 압박하는 구조를 바꿀 수는 없고, 염증과 부종을 줄여 저림이나 통증을 완화하는 데 목적이 있습니다. 약은 보조기, 주사, 수술 같은 다른 치료와 병행하는 보조적 방법입니다.

약물치료는 안전하지만, 장기간 복용하면 위장장애가 생기거나 간과 신장에 부담을 줄 수 있습니다.

의사의 지시에 따라 복용해야 하며, 다른 질환으로 투약 중이라면 약물 상호작용 여부를 확인해야 합니다.

Q&A

Q1. 손목터널증후군 증상에 약국에서 사 먹는 진통제나 소염제가 효과가 있나요?

네, 도움이 됩니다. 소염진통제는 신경 주변의 염증과 부기를 줄여 통증을 완화해 줍니다. 손을 많이 쓴 날이나 밤에 통증이 심할 때 단기간 복용하면 증상 조절에 효과적입니다. 다만 신경을 압박하는 원인을 해결하지는 못하므로 근본 치료는 아닙니다. 장기간 복용하면 위나 신장에 무리가 갈 수 있으므로 2주 이상 복용할 때는 의사와 상담이 필요합니다.

Q2. 타이레놀과 부루펜 중 뭐가 더 효과가 좋은가요?

부루펜이 더 효과적입니다. 타이레놀(아세트아미노펜)은 염증을 줄이는 효과가 없어 진통 효과만 있지만, 부루펜(이부프로펜)은 염증과 통증을 함께 줄여 줍니다. 손목터널증후군은 염증으로 인한 부기가 신경을 압박하므로, 소염 작용이 있는 약이 좋습니다. 부루펜 외에도 낙센(나프록센)이 있는데, 효과가 12시간 지속되어 하루 2번만 복용해도 되는 장점이 있습니다. 약 이름을 몰라도 약국에서 소염 작용이 있는 진통제를 추천해 달라고 하면 됩니다. 위장이 약하다면 식후에 복용하거나 위장약과 함께 복용합니다.

Q3. 바르거나 붙이는 파스도 손목터널증후군에 효과가 있나요?

네, 있습니다. 먹는 약이 부담스러운 분들에게 좋은 선택입니다. 디클로페낙이나 케토프로펜 성분의 파스가 효과적입니다. 붙이는 패치형과 바르는 겔형이 있으며, 약물이 피부를 통해 흡수되므로 위장장애 걱정이 없습니다. 하루 1-2회 손목 부위에 붙이면 국소적으로 염증과 통증을 줄여 줍니다. 피부가 예민한 분은 같은 부위에 오래 쓰면 피부

 손저림의 흔한 원인 손목터널증후군

자극이 생길 수 있어 위치를 조금씩 바꿔 줍니다.

Q4. 병원에서 처방하는 약을 먹으면 손목터널증후군이 치료될까요?

아니요, 완치되지는 않습니다. 약은 신경을 누르는 원인을 직접 해결하지는 못합니다. 염증과 부종을 줄여 신경 압박을 완화하기 때문에 복용하는 동안 저림이나 통증이 줄어들 수 있습니다. 다만 약을 끊으면 증상이 나타나는 경우가 흔합니다. 초기나 경증 단계에서는 약물치료가 도움이 되지만, 중기 이상에서는 약만으로는 한계가 있으므로 다른 치료법을 고려해야 합니다.

Q5. 손목터널증후군으로 많이 저릴 때 병원에서는 어떤 약을 처방하나요?

신경병성 통증약, 비타민 B군, 소염진통제, 스테로이드, 근이완제 등이 있습니다. 신경병성 통증약(가바펜틴, 프레가발린)은 신경이 예민해져 생기는 저림이나 찌릿한 신경통을 줄이는 데 도움을 줍니다. 비타민 B군(B12)은 신경 회복을 간접적으로 도울 수 있지만, 눌린 신경을 물리적으로 풀어 주지는 못합니다. 소염진통제는 신경보다는 주변 염증과 부기를 가라앉혀 불편을 줄여 줍니다. 스테로이드는 강력한 소염 효과로 단기간 사용하기도 합니다. 근이완제는 근육 긴장을 풀어 간접적으로 도움을 줄 수 있습니다. 저림이 심하거나 손에 힘이 빠지면 약물만으로는 한계가 있어 수술을 고려해야 합니다.

아니요, 효과가 거의 없습니다. 손저림이 있으면 말초혈액순환이 안 된다고 생각하기 쉽지만, 혈액순환장애로 손이 저린 경우는 드뭅니다. 손저림의 대부분은 손목터널증후군처럼 신경이 눌러서 생깁니다. 말초혈액순환제는 혈류 개선에는 도움이 될 수 있지만, 눌린 신경을 풀어주지는 못합니다. 광고만 보고 자가 진단하여 약을 복용하면 치료 시기를 놓쳐 신경 손상이 진행될 수 있으므로, 정확히 진단받는 것이 먼저입니다.

Q7. 손목터널증후군으로 병원에서 받는 약물치료는 건강보험이 적용되나요?

네, 대부분 적용됩니다. 다만 약제별로 인정 기준이 다르므로, 모든 약이 자동으로 적용되는 것은 아닙니다.

소염진통제, 스테로이드, 근이완제 등 통증이나 염증 조절을 위한 약물은 보험 적용이 되며 외래에서 부담 없이 처방받을 수 있습니다. 비타민 B12는 말초신경병증에서 보조적으로 사용될 수 있으나, 손목터널증후군만으로는 보험이 적용되지 않고, 신경병성 증상이나 신경영양 결핍이 의심되어야 적용됩니다.

가바펜틴, 프레가발린 등 신경병성 통증약은 보험 적용 기준이 엄격하며, 명확한 신경병증 증상이나 기능장애가 있을 때 적용됩니다.

약국에서 직접 구매하는 일반의약품은 보험이 적용되지 않습니다.

Q8. 손목터널증후군에 대한 약은 얼마나 오래 먹어야 하나요?

보통 며칠에서 몇 주 정도만 복용합니다. 약은 증상이 완화되는 데 도움은 되지만, 신경이 살아나는 치료는 아닙니다.

약을 오래 먹으면 위장장애나 간, 신장 부담 같은 부작용 위험이 커집니다. 약을 써도 증상이 계속되거나 심해진다면, 물리치료, 주사치료나 수술 같은 다른 방법을 고려해야 합니다.

Q9. 손목터널증후군 약을 오래 먹으면 어떤 부작용들이 나타나나요?

위장장애, 간·신장 기능 저하, 졸림, 어지럼증, 내분비 이상 등이 있습니다. 소염진통제를 오래 복용하면 위염, 위궤양, 위출혈 같은 소화기 부작용이 생길 수 있습니다. 간 기능이나 신장 기능이 떨어질 위험도 있습니다. 신경병성 통증약을 장기간 쓰면 졸림, 어지럼증, 체중 증가 같은 부작용이 나타날 수 있습니다. 스테로이드를 오래 쓰면 혈당 상승, 고혈압, 내분비 이상, 골다공증, 면역력 저하 등이 생길 수 있어 주의가 필요합니다.

Q10. 임신 중이나 수유 중에 손목터널증후군이 생기면 약을 먹을 수 있나요?

아니요, 약 복용을 피하는 것이 원칙입니다. 태아나 아기에게 영향을 줄 수 있기 때문입니다. 이 시기에는 약 대신 손목 보호대 착용, 생활습관 조절, 물리치료 같은 비약물적 방법을 권합니다. 증상이 심해 일상생활이 어렵다면, 산부인과와 상의해 최소한의 약만 사용할 수 있습니다. 타이레놀은 안전하다고 알려져 있지만, 부종을 줄이는 효과가 없어 손목터널증후군에는 도움이 안 됩니다.

Q11. 다른 만성질환으로 약을 먹고 있는데, 손목터널증후군 약과 같이 복용해도 괜찮나요?

아니요, 임의로 복용하면 안 됩니다. 의사에게 현재 먹는 약을 알리고 병용 가능 여부를 확인해야 합니다. 일부 약은 소염진통제와 상호작용해 신장 기능에 부담을 주거나 출혈 위험을 높일 수 있습니다. 신경통 약이나 비타민제도 다른 약과 겹치면 효과가 달라질 수 있습니다.

Q12. 약만으로 손목터널증후군이 낫지 않는다면 어떻게 해야 하나요?

정확한 상태 파악을 위해 검사를 하고 다음 단계 치료를 고려해야 합니다. 손목터널 안의 압박이 심하거나 신경 손상이 진행된 상태라면 약만으로는 회복이 어렵습니다. 주사치료, 물리치료, 보조기 같은 비수술적 치료를 시도하고, 효과가 없다면 수술을 고려해야 합니다. 치료가 늦어지면 영구적 신경손상이 남을 수 있습니다.

4-2

주사 치료

주사 치료는 스테로이드 주사가 많이 쓰입니다. 손목터널 내부나 정중신경 주위에 주입해 염증과 부종을 줄이고, 압박으로 예민해진 신경 반응을 완화합니다.

다만 신경 통로를 넓히지 못하므로 근본적인 해결책이 아닙니다. 초기에서 중기 환자의 단기 증상 완화, 수술 전 대기 기간의 통증 조절, 진단 보조 목적으로 사용합니다.

엄지두덩 근육이 위축되었거나, 신경전도검사에서 심한 이상이 확인된 경우에는 주사보다 수술을 먼저 고려해야 합니다. 증상이 심해도 주사만으로 완치가 가능하다거나, 생리식염수 주입이 수술과 비슷한 효과가 있다는 주장도 있지만 근거가 부족합니다.

줄기세포 치료, DNA(PDRN) 주사, PRP(혈소판 농축) 치료 등이 소개되지만 손목터널증후군에서 효과는 입증되지 않았고, 표준 치료로 권고되지 않습니다.

주사 치료는 수술을 당장 받기 어려운 경우에 단기간 증상 조절용으

로만 고려해야 하며, 새로운 치료법은 검증될 때까지 피하는 것이 좋습
니다.

Q&A

Q1. 주사 치료에는 어떤 약물이 주로 쓰이나요?

스테로이드를 기본으로, 마취제, 유착방지제, 생리식염수 등이 함께
쓰입니다. 스테로이드는 염증과 부기를 가라앉혀 신경 압박을 줄이고,
저림과 통증을 완화합니다. 마취제는 일시적인 통증 완화 효과가 있
습니다. 유착방지제는 신경 주변의 유착을 풀어 주거나 새로운 유착을
예방합니다. 생리식염수는 약물 희석용으로 쓰이고, 일시적으로 신경
주변에 공간을 만들어 주는 역할도 합니다. 1-3개월 정도 효과가 지속
되며, 초기나 중기 환자의 약 70%에서 증상 개선을 보입니다. 다만 손
목터널을 넓혀 주는 치료는 아니어서 근본 원인을 해결하지는 못합니
다. PRP(혈소판 농축)나 PDRN 같은 성분도 사용되지만, 효과는 아직
입증되지 않았습니다.

Q2. 스테로이드 주사를 맞으면 증상이 바로 좋아지나요?

사람마다 다릅니다. 당일부터 좋아지기도 하고, 2-3일 지나서 효과
가 나타나기도 합니다. 대부분 주사 후 손저림과 밤에 생기던 통증이
뚜렷하게 줄어듭니다. 손목터널증후군이 초기 상태일수록 효과가 좋
습니다.

Q3. 스테로이드 주사 부작용은 없나요?

아니요, 부작용이 생길 수 있습니다. 흔한 부작용으로 주사 부위가 아프거나 피부가 하얗게 변하고 움푹 들어갈 수 있는데, 몇 달 지나면 대부분 좋아집니다. 드물게 같은 부위에 여러 번 맞으면 인대나 힘줄이 약해질 수 있고, 신경이 손상될 수도 있습니다. 감염이나 힘줄 파열은 드문 부작용으로, 큰 수술이 필요하고 회복이 오래 걸립니다. 전신적으로는 얼굴이 붉어지거나 두근거림, 불면, 혈당 상승 같은 반응이 나타날 수 있으나 대부분 곧 사라집니다. 초음파를 보면서 주사하면 신경 손상 위험은 줄지만, 힘줄 파열, 피부 변색이나 전신 반응 같은 스테로이드 부작용은 막을 수 없습니다. 3개월 간격으로 3회까지는 안전하다고 알려져 있습니다.

Q4. 손목에도 신경차단술을 하던데 스테로이드 주사와 다른 건가요?

네, 조금 다릅니다. 신경차단술에도 스테로이드를 쓰는데, 국소마취제를 추가로 섞어서 주사합니다. 스테로이드만으로 통증이 조절되지 않거나, 찌르는 듯한 심한 통증이 있을 때 사용합니다. 국소마취제가 통증 신호를 잠시 차단하므로, 신경이 부어서 통증이 심할 때 효과가 좋습니다.

Q5. 손목터널증후군이 있어서 정중신경 근처에 주사할 때 초음파가 꼭 필요한가요?

아니요, 도움이 되지만 필수는 아닙니다. 손목은 구조가 일정해 숙련된 의사라면 초음파 없이도 안전하게 주사를 놓을 수 있습니다. 주사할 때 가장 피해야 할 것은 신경에 직접 주사하는 것입니다. 바늘이 신경에 닿으면 환자가 즉시 전기가 오는 듯한 통증을 느끼기 때문에, 그 순간 방향을 조정하면 신경 손상을 막을 수 있습니다.

초음파를 쓰면 신경, 혈관, 힘줄 위치를 직접 보면서 주사할 수 있어 경험이 적은 의사에게는 유용합니다. 손목이 부어 있거나 해부학적 구조가 일반적이지 않은 경우에도 초음파가 도움이 됩니다.

Q6. 힘줄에 주사를 직접 놓으면 힘줄이 끊어진다는데, 초음파를 꼭 써야 하나요?

아니요, 필수는 아닙니다. 힘줄이 약해지고 끊어지는 주된 이유는 바늘로 힘줄을 직접 찌르거나 주사를 주입해서가 아닙니다. 과거에 스테로이드 주사를 맞고 힘줄이 끊어지는 일이 흔했던 이유는 너무 자주 맞아서였습니다. 스테로이드는 힘줄의 콜라겐 합성을 억제하고 혈류 공급을 줄여 점점 약하게 만듭니다.

숙련된 의사는 바늘 끝의 느낌과 주사 시 압력으로 힘줄 안인지 바깥인지 충분히 구분할 수 있습니다. 초음파가 있으면 경험이 적은 의사에게는 도움이 되지만 힘줄 파열을 막을 수 있는 것은 아닙니다. 힘줄 손상을 막는 핵심은 초음파 사용 여부보다 주사 횟수와 간격(최소 3개월)을 지키는 것입니다.

Q7. 스테로이드 중에 흰색 트리암시놀론 주사가 무색 덱사메타손보다 힘줄에 더 해롭니요?

아니요, 무색의 덱사메타손이 힘줄 파열 위험이 더 높습니다. 흰색의 트리암시놀론은 약효는 약하지만 조직에 오래 머무르기 때문에, 적당한 효과를 오랫동안 낼 수 있습니다. 다만 같은 부위를 반복 주사하면 힘줄이나 연골이 약해질 수 있습니다. 덱사메타손은 국소적으로 머무르지 않고 몸속에 퍼지지만 세포에 직접 작용하는 힘이 강해, 순간적인 힘줄 파열 위험이 더 높습니다. 손목터널증후군에는 보통 트리암시놀론을 사용하는데, 주사 부위에 오래 머물러 효과가 지속되고 전신 부작용이 적기 때문입니다.

Q8. 손목터널증후군 주사 전 준비와 당일 주의사항이 있나요?

특별한 준비나 금식은 필요 없습니다. 손목을 깨끗이 씻고, 시계나 팔찌 등은 빼고 옵니다. 복용 중인 약은 의료진에게 알려야 합니다. 주사 당일에는 격한 운동, 사우나, 손목을 많이 쓰는 일은 피합니다.

Q9. 스테로이드 주사는 몇 번까지 맞을 수 있나요?

같은 부위에 3회 이내로, 최소 3개월 간격을 두고 맞는 것을 권합니다. 한 번 맞고 효과가 없다면 반복하기보다는 다른 치료 방법을 고려하는 것이 좋습니다. 3회 주사 후에도 증상이 계속되면 수술을 고려해야 합니다. 효과가 있더라도 지속 기간이 짧아진다면 병이 진행되고 있다는 신호이므로, 주사를 반복하기보다는 수술을 받는 것이 좋습니다.

Q10. 스테로이드 주사 효과는 얼마나 오래 가나요?

1-3개월 정도 지속되며, 초기 증상에는 6개월까지 가기도 합니다. 증상이 경미하고 발병 기간이 짧으며, 근육 위축이 없는 경우에 효과가 더 오래 갑니다. 손을 많이 쓰면 효과가 빨리 줄고, 반복할수록 주사 맞는 주기도 짧아집니다.

Q11. 주사 치료만으로 수술을 피할 수 있나요?

아니요, 주사만으로는 어렵습니다. 주사는 수술을 대신하는 방법이 아니라 늦추는 용도입니다. 손 힘이 약해지거나, 근육이 위축되었거나, 신경전도검사에서 말기로 확인되면 수술이 필수적입니다. 스테로이드 외의 주사 치료들(PRP, DNA, 줄기세포 등)은 효과가 입증되지 않았고, 장기 안전성도 부족해 치료로 권장되지 않습니다.

Q12. 손목터널증후군 주사 치료 후 일상생활에서 주의사항이 있나요?

1-2일간 무거운 물건 들기, 손을 세게 쥐기, 장시간 반복 작업을 피하는 정도입니다. 가벼운 일상 활동은 바로 가능합니다. 주사 부위가 얼

    손저림의 흔한 원인 손목터널증후군

얼하거나 당기는 느낌은 보통 며칠 안에 가라앉습니다. 불편하면 짧게 냉찜질을 하면 도움이 됩니다.

Q13. 임신 중이나 수유 중에도 스테로이드 주사를 맞을 수 있나요?

네, 맞을 수는 있지만 신중해야 합니다. 임신과 수유 시기에는 손목 보호대 착용이나 생활 관리 같은 보존적 방법으로 증상을 조절하는 것이 원칙입니다. 통증이 심해 일상생활이 어렵다면, 약 복용보다는 국소 저용량 스테로이드 주사가 안전합니다. 산부인과와 협의해 용량과 시기를 신중히 결정해야 합니다. 임신성 손목터널증후군은 출산 후 좋아지는 경우가 많습니다. 증상이 심하지 않다면 출산 이후까지 기다리는 것이 좋습니다.

Q14. 손목터널증후군인데 당뇨가 있어도 스테로이드 주사를 맞을 수 있나요?

네, 맞을 수 있지만 혈당 관리가 필요합니다. 주사 후 1-3일간 혈당을 평소보다 자주 체크하고, 필요하면 주치의 지시에 따라 인슐린이나 당뇨약을 임시로 조정해야 합니다. 당화혈색소가 6-7 사이로 조절되고 있다면 주사를 맞아도 큰 문제가 없습니다. 당화혈색소가 8 이상으로 높게 유지되는 경우에는 주사를 피하는 것이 좋습니다. 통증이 심해 꼭 치료가 필요하다면, 수술이 더 안전합니다.

Q15. 항응고제나 항혈소판제를 복용 중인데 스테로이드 주사를 맞아도 되나요?

네, 대부분 가능합니다. 손목터널증후군에 사용하는 스테로이드 주사는 신경 근처에 얇은 바늘로 주입하기 때문에 출혈 위험이 크지 않습니다. 다만 출혈 경향이 심한지, 복용 중인 약 목록을 의료진에게 알려야 합니다. 필요하면 주치의와 상의해 주사 시기를 조정하거나, 주사 후 압박과 관찰을 합니다. 주사 후 멍이나 작은 혈종이 생길 수 있으나 대부분 괜찮습니다. 부종이나 통증이 심해지면 진료를 받아야 합니다.

Q16. 주사를 맞아도 효과가 없으면 어떻게 하나요?

수술을 고려해야 합니다. 비수술적 치료가 효과 없다는 것은 신경 압박이 심하거나 손상이 진행된 상태일 가능성이 높습니다.

신경이 압박되는 시간이 길어질수록 영구 손상이 될 확률이 높습니다. 저림만 있을 때는 수술 후 빠르게 호전되지만, 근육 위축이나 감각 둔화까지 있다면 회복이 오래 걸리거나 안 될 수도 있습니다.

Q17. 주사 치료를 할지 수술을 할지 어떻게 결정하나요?

초기나 중기이고 근육 위축이 없으면 주사, 말기이거나 근육 위축이 있으면 수술을 합니다. 엄지두덩 근육이 아직 위축되지 않았고, 일이나 육아 때문에 당장 수술이 어려운 상황이라면 주사를 고려할 수 있습니다. 수술을 기다리는 동안 증상을 완화할 목적으로도 사용합니다.

 손저림의 흔한 원인 손목터널증후군

반대로 근육이 눈에 띄게 줄었거나 손 힘이 약해 물건을 자꾸 놓치는 경우, 신경전도검사에서 말기 소견이 확인된 경우, 진행성 통증이 있을 때는 수술을 합니다.

4-3

보조기, 물리치료, 운동, 일상생활

손목터널증후군 치료에는 약물이나 수술과 함께 물리치료나 보조기도 사용됩니다. 신경 압박을 줄이는 비수술적 방법으로는 손목 보조기 착용과 초음파 물리치료가 검증되었습니다.

손목 보조기는 수면 중 손목이 꺾이지 않도록 고정해 증상을 완화합니다. 하루 종일 착용하는 것은 의미가 없으므로 밤에만 착용합니다. 최소 3개월 이상 꾸준히 사용해야 효과를 기대할 수 있습니다.

초음파 물리치료는 고주파 진동으로 조직을 자극해 혈류를 증가시키고, 염증과 부종을 완화하는 방법입니다. 반복 치료를 통해 손목터널 내 압력을 줄이고 신경 회복을 돕는 효과가 있으며, 초기 환자나 보조기만으로 부족한 경우에 병행하면 좋습니다.

운동과 스트레칭은 여러 콘텐츠에서 효과가 있다고 소개되지만, 임상 연구에서 뚜렷하게 검증된 것은 아닙니다. 단독 치료보다는 보조적 관리로 생각하면 됩니다.

Q1. 손목 보호대는 증상 완화에 도움이 되나요?

네, 도움이 됩니다. 수면 중에는 손목이 무의식적으로 꺾이면서 신경 압박이 심해지는데, 손목 보호대는 손목을 곧게 고정해 손목터널 압력을 낮춰 줍니다. 보호대를 착용하면 저림과 통증이 줄어듭니다. 경증이나 중기 환자의 약 60-70%에서 증상 개선 효과를 보입니다.

Q2. 보조기는 하루 종일 차야 하나요?

아니요, 잘 때만 착용하면 됩니다. 잠을 자는 동안에는 손목이 무의식적으로 꺾이면서 신경 압박이 심해지기 때문입니다.

낮에는 증상이 심할 때만 일시적으로 사용하는 것이 좋습니다. 하루 종일 착용하면 관절과 근육 움직임이 제한되어 근력이 약해질 수 있으므로 권장하지 않습니다.

Q3. 2주 착용했더니 증상이 좋아졌는데 계속 손목 보호대를 해야 하나요?

네, 최소 3개월 정도는 꾸준히 착용하는 것이 좋습니다. 증상이 좋아졌더라도 일찍 중단하면 재발하기 쉽습니다. 다만 너무 오래 착용하면 손목 근육이 약해질 수 있으므로, 증상이 안정되면 점차 줄여 나갑니다. 재발하면 다시 착용합니다.

Q4. 밤이라도 손목 보호대를 오래 착용하면 손목이 약해지지는 않나요?

아니요, 잘 때만 착용하면 약해지지 않습니다. 낮에도 계속 착용하면 손목 근육과 인대가 점점 약해지고 관절이 뻣뻣해질 수 있습니다. 낮 착용은 며칠 정도로 제한하고, 증상이 좋아지면 줄여야 합니다. 잘 때 착용은 오히려 3개월 이상 꾸준히 해야 효과가 좋습니다.

Q5. 손이나 손가락이 저릴 때 냉찜질과 온찜질 중 무엇이 더 좋은가요?

상황에 따라 다릅니다. 갑자기 붓고 열감이 동반되는 급성 증상에서는 냉찜질이 좋습니다. 염증 반응을 가라앉히고 부기를 줄여 줍니다. 반면 손이 뻣뻣하고 통증이 계속되는 만성 증상에서는 온찜질이 좋습니다. 혈액순환을 촉진하고 근육과 인대를 이완시켜 회복을 돕습니다. 하루 2-3회, 한 번에 10-15분 정도가 적당합니다. 냉찜질은 수건이나 천으로 감싸 피부에 직접 닿지 않게 합니다.

Q6. 손목터널증후군에 테이핑이 효과가 있나요?

아니요, 효과가 입증되지 않았습니다. 테이핑은 근육이나 관절을 지지하는 데는 도움이 되지만, 손목터널 안의 신경 압박을 줄이는 효과는 검증되지 않았습니다. 손목 보호대처럼 손목을 고정하는 효과도 약합니다. 증상이 있다면 테이핑보다는 손목 보호대나 다른 치료를 받는 것이 좋습니다.

손저림의 흔한 원인 손목터널증후군

Q7. 스트레칭이나 마사지로 손목터널증후군을 완치할 수 있나요?

아니요, 완치는 어렵습니다. 스트레칭은 손목과 손가락 긴장을 풀어 증상 완화에 도움이 될 수 있지만, 신경 압박을 근본적으로 해결하지는 못합니다. 미사지는 가볍게 하면 좋습니다. 다만 세게 주무르거나 손목을 과도하게 꺾으면 증상이 심해질 수 있으므로, 편안한 범위 안에서 짧고 가볍게 해야 합니다.

Q8. 손가락과 손목 운동으로 손목터널증후군을 치료할 수 있나요?

아니요, 치료하기는 어렵습니다. 손가락과 손목을 자주 움직이면 관절이 굳는 것을 막고 혈액순환을 개선해 손 기능 유지에 좋습니다. 작은 고무공을 가볍게 쥐었다 펴거나 손가락을 하나씩 벌렸다 모으는 운동이 증상 완화에 효과가 있을 수 있습니다.

가벼운 스트레칭과 근력 운동은 손목터널증후군 예방에도 도움이 됩니다. 다만 신경 압박을 직접 해소하지는 못하므로 질환 자체를 호전시키지는 않습니다. 증상이 심할 때 무리하면 악화될 수 있으므로, 증상이 안정된 상태에서 해야 합니다.

Q9. 일을 쉴 수 없는데 병원에 갈 상황이 안 된다면 어떻게 해야 하나요?

임시로 증상을 줄일 방법은 있습니다. 손목 보조기는 원래 밤에만 착용하지만, 증상이 심할 때는 낮에도 일시적으로 착용할 수 있습니다.

붓거나 얼얼하면 냉찜질, 오래된 뻣뻣함에는 온찜질을 10-15분 정도 합니다. 손목을 가볍게 흔들거나 손가락을 펴고 쥐는 동작을 몇 번 반복하면 혈액순환이 개선되어 저림이 줄어듭니다. 파스를 바르거나 소염진통제를 복용해도 통증 완화에 도움이 됩니다.

Q10. 전기치료(TENS)나 체외충격파 같은 물리치료로 손목터널증후군을 치료할 수 있나요?

아니요, 효과가 뚜렷이 검증되지 않았습니다. 일부 환자에게는 통증을 줄이고 근육 긴장을 완화하는 데 도움이 될 수 있지만, 손목터널 안에서 신경이 눌리는 근본 원인을 해결하지는 못합니다.

관련 연구가 있으나 대부분 다른 치료와 함께 시행되어 단독 효과를 확인하기 어렵고, 일시적인 완화에 그치는 경우가 많습니다. 비수술 치료 중 효과가 인정된 것은 손목 보조기와 치료용 초음파 정도입니다.

Q11. 손목터널증후군 환자가 평소에 피해야 할 자세나 습관이 있나요?

네, 있습니다. 손목을 과도하게 꺾는 자세, 무거운 가방을 한쪽으로만 드는 습관, 장시간 스마트폰을 쥐고 사용하는 행동은 피합니다. 컴퓨터를 오래 사용할 때는 중간에 손을 쉬게 하고, 손목과 손가락을 가볍게 스트레칭해 줍니다. 무거운 물건을 들 때는 양손으로 나눠 듭니다.

    손저림의 흔한 원인 손목터널증후군

Q12. 스마트폰이나 컴퓨터를 쓸 때 손목을 보호할 수 있는 도구가 있나요?

네, 거치대, 손목 받침대, 인체공학적 키보드나 마우스 등이 있습니다. 스마트폰을 쓸 때는 손목이 꺾이지 않도록 거치대를 사용하면 좋습니다. 컴퓨터를 사용할 때는 손목 받침대가 있는 키보드나 마우스 패드, 손목을 곧게 펴 주는 인체공학적 제품이 도움이 됩니다. 손목터널에 압력이 줄어 통증과 저림을 완화할 수 있습니다.

4-4

민간요법과 생활용품 치료의 한계

손목터널증후군이 있을 때 많은 환자가 먼저 파스, 찜질팩, 손목 안마기, 자석 밴드, 손목 스트랩, 건강식품 같은 민간요법이나 생활용품을 시도합니다. 이런 방법들은 피부나 온도 자극을 통해 통증을 잠시 덜어 주거나 근육을 이완시켜 편안함을 줄 수 있습니다.

다만 효과는 대부분 일시적이며, 손목터널증후군의 원인인 신경 압박을 해소하지는 못합니다. 민간요법이나 기구만 믿고 시간을 보내면 치료 시기를 놓쳐 신경 손상이 진행될 수 있습니다. 민간요법은 참고용으로만 활용하고, 증상이 계속되거나 악화되면 진료를 받아 치료 방향을 정하는 것이 좋습니다.

Q&A

Q1. 민간요법이나 건강식품이 손목터널증후군을 완치할 수 있나요?

아니요, 완치할 수 없습니다. 민간요법이나 건강식품은 통증을 줄이거나 기분을 편하게 해 줄 수 있지만, 손목터널증후군의 원인인 신경 압박을 해소하지는 못합니다. 이런 방법만 믿고 병원 치료를 미루면 신경 손상이 진행되어 회복이 힘들어질 수 있습니다.

Q2. 손목 마사지나 수기치료로 증상이 악화될 수도 있나요?

네, 과도하게 하면 악화될 수 있습니다. 손목을 가볍게 마사지하거나 스트레칭하면 긴장이 풀리고 편안해질 수 있습니다. 다만 세게 누르거나 꺾으면 증상이 심해질 수 있습니다. 부드럽고 짧게 하는 것이 안전합니다.

Q3. 영양제가 손목터널증후군 예방이나 회복에 도움이 되나요?

아니요, 기대하기 어렵습니다. 비타민 B군처럼 신경 대사에 관여하는 영양소는 보조적으로 섭취할 수 있습니다. 비타민 B12는 신경 회복을 돕는다고 알려져 있고 병원에서 처방하기도 합니다. 다만 영양제는 결핍이 있을 때만 효과가 있습니다. 손목터널증후군은 영양 결핍과 관련이 없어, 영양제나 건강식품이 예방하거나 치료한다는 근거는 없습니다.

Q4. 수술 말고 효과가 검증된 치료법은 무엇이 있나요?

스테로이드 주사, 손목 보조기, 치료용 초음파입니다. 스테로이드 주사는 증상 완화에만 효과가 있고 신경 압박을 직접 줄이지 못합니다. 반면 손목 보조기와 치료용 초음파는 손목터널 내 압력을 낮춰 병의 진행을 늦추거나 호전시킬 수 있습니다. 보조기는 잠잘 때 착용하면 손목이 꺾이지 않아 신경 압박이 줄어듭니다. 치료용 초음파는 염증과 부기를 가라앉혀 손목터널 공간을 넓혀 줍니다.

Q5. 손목터널증후군 관련 증상이 심해지면 수술밖에 방법이 없나요?

네, 증상이 심한 경우에는 비수술 치료만으로는 한계가 크며, 수술이 가장 확실한 치료입니다. 초기에는 약물, 주사, 보조기, 생활습관 교정만으로도 좋아질 수 있습니다. 다만 손끝 감각이 둔해지거나 물건을 자주 놓치고, 엄지두덩 근육이 줄어든다면 신경 손상이 진행된 단계입니다. 이때는 보존적 치료로는 회복이 어렵습니다. 수술로 눌린 신경을 풀어 주는 것이 손 기능을 지키는 확실한 방법입니다. 신경전도검사에서 중증으로 나타나거나, 3-6개월간 비수술 치료를 해도 호전이 없거나, 증상이 빠르게 진행되면 수술을 고려해야 합니다.

Q6. 민간요법을 하더라도 병원 치료가 꼭 필요한가요?

네, 필요합니다. 민간요법은 증상을 잠시 줄이는 데는 도움이 되지만, 신경 압박을 없애는 치료는 아닙니다. 민간요법을 하느라 치료가 늦으면 신경 손상이 진행되어 영구적인 손 기능 장애가 올 수 있습니다. 3개월 이상 증상이 지속되거나, 밤에 자주 깨거나, 물건을 놓친다면 병원 진료를 받아야 합니다.

 손저림의 흔한 원인 손목터널증후군

Q7. 에너지 팔찌, 게르마늄 팔찌, 자석 팔찌가 손목터널증후군에 효과가 있나요?

아니요, 효과가 없습니다. 이런 제품들은 혈액순환 개선이나 통증 완화에 도움이 된다고 광고하지만, 과학적 근거가 없습니다. 손목터널증후군은 신경이 압박되는 질환이라 팔찌로는 해결되지 않습니다. 착용해도 해롭지는 않지만, 치료 효과를 기대하기는 어렵습니다. 이런 제품 대신 효과가 검증된 손목 보조기를 올바르게 사용하는 것이 낫습니다.

Q8. 손목 운동이나 스트레칭 할 때 기구를 쓰면 맨손으로 하는 것보다 효과가 좋나요?

아니요, 큰 차이는 없습니다. 일시적으로 손목이 시원해지거나 편안해질 수는 있으나, 손목터널증후군의 원인인 신경 압박을 해소한다는 근거는 없습니다. 장시간 사용하거나 무리하게 힘을 주면 증상이 악화될 수 있습니다. 손목을 꺾거나 당기는 기구는 신경을 자극할 수 있으므로 피해야 합니다.

Q9. 온열매트나 찜질방, 사우나는 도움이 되나요?

아니요, 치료 효과는 없습니다. 따뜻한 자극은 혈액순환을 돕고 근육 긴장을 풀어 잠시 편안함을 줄 수 있습니다. 다만 증상이 심하거나 급성일 때는 부기가 악화될 수 있고, 장시간 사용하거나 온도가 높으면 화상의 위험이 있습니다. 만성 단계에서 적당히 사용하는 것이 좋습니다.

Q10. 손목을 잡아 주는 압박밴드가 도움이 되나요?

아니요, 도움이 되지 않습니다. 이런 제품은 손목을 지지해 주는 느낌을 줄 수는 있으나, 손목터널증후군의 신경 압박을 줄인다는 근거는 없습니다. 압박이 지나치면 혈류가 방해되어 통증이나 부기가 심해질 수 있습니다. 효과가 검증된 의료용 손목 보조기를 잘 때 착용해야 효과적입니다.

Q11. 광고에서 신경을 재생한다거나 손목에 좋다고 하는 건강식품이 효과가 있나요?

아니요, 근거가 없습니다. 지금까지 손목터널증후군을 신경 재생으로 치료한다고 입증된 건강식품은 없습니다. 광고 문구는 과장된 경우가 많습니다. 특정 영양제나 건강식품이 예방이나 치료에 직접적인 영향을 주기는 어렵습니다. 과학적 근거 없는 제품에 시간과 비용을 낭비하면 치료 시기를 놓칠 수 있습니다.

4-5

비수술 치료의 가능성과 한계

손목터널증후군의 치료는 증상 단계와 환자 상황에 따라 달라집니다. 최근에는 다양한 비수술 치료가 소개되며 "수술하지 않아도 된다"는 주장이 늘고 있습니다. 초음파 유도 주사(스테로이드, PDRN, PRP, 줄기세포 등), 신경활주운동, 수압박리술 등이 대표적이지만, 신경 압박 자체를 해소한다는 근거는 부족합니다.

초기 단계에서는 약물치료, 손목 보조기, 생활습관 교정만으로도 증상 조절이 가능합니다. 일부 환자에게는 신경활주운동이나 물리치료가 도움이 되지만, 이를 중기나 말기 환자에게까지 확대 적용해 "수술이 필요 없다"고 주장하는 것은 위험합니다. 손목터널증후군은 감각신경 손상으로 시작해 손 기능 장애로 이어질 수 있으며, 근육 마비가 있어야만 장애가 생기는 것은 아닙니다.

비수술 치료 가운데 근거가 충분한 것은 약물치료, 손목 보조기, 초음파 치료, 스테로이드 주사 정도입니다. 그 외의 방법들은 증상 완화에는 도움이 될 수 있지만, 병의 진행이나 신경 손상을 막지는 못합니다.

비수술 치료의 핵심은 "도움은 되지만 근본적인 한계가 있다"는 점입니다. 모든 환자가 수술을 피할 수 있는 것은 아니며, 나이, 직업, 동반 질환, 임신 여부 등을 종합해 치료 방침을 정해야 합니다.

Q1. 효과가 검증된 비수술 치료에는 어떤 방법이 있나요?

보조기, 스테로이드 주사, 치료용 초음파, 약물치료입니다. 스테로이드 주사는 염증과 부기를 줄여 단기간 증상 완화에 도움이 됩니다. 초음파 유도 주사로 신경 주위에 식염수를 주입해 유착을 풀어 주는 수압박리술, 체외충격파, 저강도 레이저 치료 등도 시도되고 있으나, 근거가 아직 충분하지 않습니다.

Q2. 초음파를 보면서 놓는 주사가 더 효과가 좋은가요?

아니요, 효과는 비슷합니다. 초음파 유도 주사는 실시간으로 구조를 확인하며 놓습니다. 초음파 없이 놓는 주사는 의사가 촉진과 경험으로 위치를 파악합니다. 손목터널은 해부학적 구조가 비교적 일정하고 표면에 가까워, 척추 신경치료와 달리 초음파 없이도 안전하게 주사할 수 있습니다. 같은 약물을 같은 부위에 주사하므로 치료 효과는 비슷하며, 합병증 발생률도 큰 차이가 없습니다. 초음파는 손목 구조가 특이한 환자에게는 도움이 될 수 있습니다.

Q3. 손목터널증후군이 심할 때 신경활주운동으로 수술을 피할 수 있나요?

아니요, 어렵습니다. 신경활주운동은 손목과 손가락을 일정한 패턴으로 움직여 정중신경이 손목터널 안에서 부드럽게 미끄러지도록 돕는 재활 방법입니다. 주위 조직과의 유착을 줄이고 혈류를 개선해, 초기 단계에서는 저림이나 당김 증상 완화에 도움이 됩니다. 하지만 이 운동만으로 신경 압박을 줄이거나 손상을 지연시키기는 어렵습니다. 증상이 가벼울 때 보조 치료로 활용하는 것이 적절합니다.

Q4. 비수술 치료 후 재발하면 어떻게 하나요?

재발 원인을 확인하고 치료 방향을 다시 정해야 합니다. 손목을 많이 쓰는 활동이 늘었거나 보조기 착용을 중단했다면 생활습관을 다시 교정하고 치료를 재개합니다. 1-2회 재발은 치료를 다시 시도할 수 있지만, 6개월 안에 3회 이상 재발하면 비수술 치료의 한계로 볼 수 있습니다. 재발할 때마다 감각이 더 둔해지거나 손 힘이 약해지면 수술을 고려해야 합니다.

Q5. 손목에 식염수를 주입해 압박을 줄일 수 있다는 말이 사실인가요?

아니요, 근거가 부족합니다. 신경 주변에 식염수나 포도당 용액을 주입하는 방법을 '수압박리술(hydrodissection)'이라고 부릅니다. 손목터널을 넓혀 주고 유착을 풀어 준다고 합니다. 하지만 신경 압박을 근본적으로 해소하는 치료라고 보기는 어렵습니다. 이 시술은 신경 주변 공간에 물을 채워 넓혀 주는 정도에 불과하며, 물은 금방 흡수되므로 신경을 압박하는 구조적 문제를 해결하지 못합니다. 일부 연구에서 증상 완화가 보고되었지만 장기 효과는 검증되지 않았습니다.

Q6. 체외충격파 치료로 손목터널증후군을 완치할 수 있나요?

아니요, 완치는 어렵습니다. 체외충격파는 어깨 석회화건염이나 발바닥근막염에 주로 쓰이는 방법으로, 충격파로 혈류를 늘리고 조직 회복을 돕습니다. 최근 손목터널증후군에도 많이 쓰이고 있지만, 신경 압박을 줄이거나 기능을 회복시킨다는 근거는 부족합니다. 일부 연구에서 통증 완화가 보고되었으나 일시적일 가능성이 높습니다.

Q7. 물리치료에서 쓰는 치료용 초음파가 손목터널증후군에 도움이 되나요?

네, 도움이 됩니다. 치료용 초음파는 미세한 진동과 열로 혈류를 개선하고 염증을 줄입니다. 손목터널증후군 환자에서 증상을 완화하는 효과가 검증되어 있습니다.

Q8. 보조기와 신경활주운동을 같이 하면 효과가 더 좋은가요?

네, 더 좋습니다. 두 방법을 병행하면 단독으로 할 때보다 증상 개선이 뚜렷하다는 연구 결과가 있습니다. 보조기는 밤에 손목을 곧게 유

지해 압력을 줄이고, 신경활주운동은 낮 동안 신경의 움직임과 혈류를
도와 불편을 완화합니다. 신경활주운동은 하루 3-5회, 한 번에 10회 정
도 하면 됩니다.

Q9. 비수술 치료만으로 증상이 좋아지는 환자는 얼마나 되나요?

일시적으로 증상이 나아지는 환자는 10명 중 6-7명 정도입니다. 초
기에는 약, 주사, 보조기 같은 치료만으로도 염증과 부기가 가라앉아
한동안 잘 지낼 수 있는 환자가 많습니다. 다만 증상이 좋아졌다고 해
서 신경 압박이 해소된 것은 아닙니다. 비수술 치료는 근본 원인을 해
결하지는 못하므로, 언제든 다시 나빠질 수 있습니다.

5장

수술 치료 — 필요성 판단과 선택

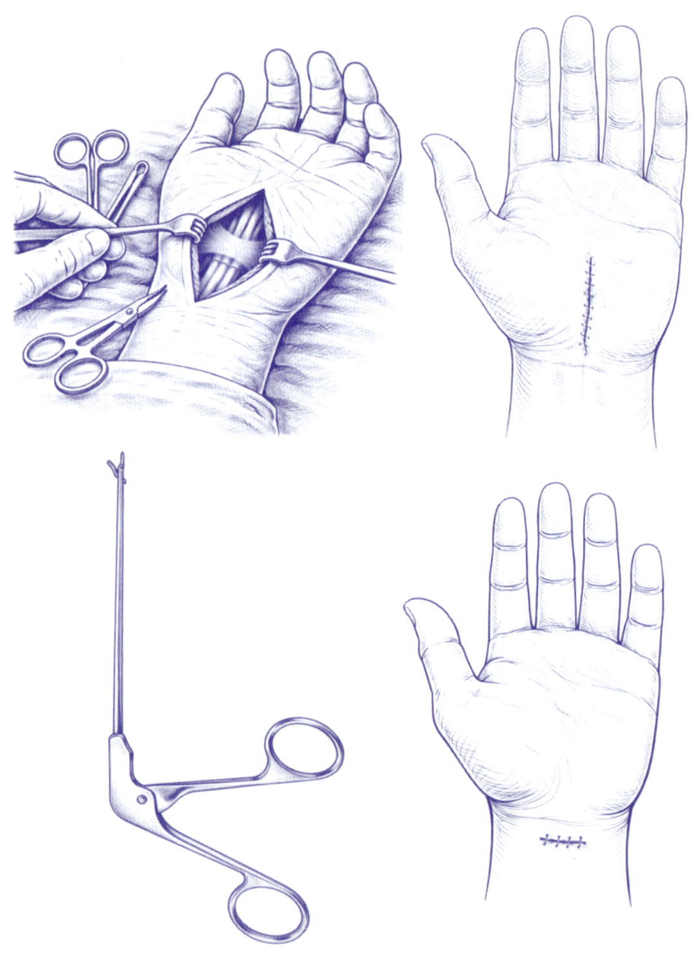

5-1

수술이 필요한 시기와 판단 기준

5-1-1 수술이 꼭 필요한 상황

손목터널증후군은 초기에는 약물, 주사, 보조기 같은 보존적 치료로 호전되기도 합니다. 병이 진행되면 수술이 필요한 시기가 오며, 그 신호를 정확히 아는 것이 중요합니다.

중요한 경고 신호는 엄지두덩 근육이 빠지는 것입니다. 양손을 비교했을 때 아픈 쪽이 움푹 들어가 보이면 신경 손상이 심해졌다는 증거이므로 즉시 수술이 필요합니다. 손끝 감각이 무뎌져 뜨거운 물건을 만져도 잘 모르거나, 동전과 단추를 구분하지 못하거나, 물건을 자주 떨어뜨리는 경우도 위험합니다.

일상 동작이 어려워지는 것도 마찬가지입니다. 젓가락질, 단추 채우기, 지퍼 올리기, 열쇠 돌리기, 병뚜껑 열기가 힘들어진다면 수술 시기가 온 것입니다. 신경전도검사에서 중증으로 판정되면 수술이 필요한 상태입니다.

3-6개월 동안 보존적 치료를 해도 호전이 없거나 악화될 때, 주사를 여러 번 맞아도 효과가 며칠밖에 가지 않거나 전혀 없을 때도 수술을 고려해야 합니다. 수면 중 손저림으로 깨서 손을 털어야만 나아지는 증상이 3개월 이상 지속되면 더 이상 미루지 말아야 합니다.

양손이 모두 아프거나, 당뇨나 갑상선 질환이 있으면서 증상이 빨리 악화되거나, 직업상 손 사용이 필수인데 기능 저하가 심각하면 서둘러야 합니다. 근육 위축 전에 수술하면 95% 이상 회복되지만, 위축된 상태로 6개월 이상 방치되면 수술해도 힘이 30% 정도만 돌아옵니다.

Q&A

Q1. 수술이 꼭 필요한 증상은 무엇인가요?

감각 둔화, 손 힘 약화, 엄지두덩 근육 위축입니다. 이런 증상이 나타나면 보존적 치료로는 회복이 어렵고 수술로 압박을 풀어야 손상을 막을 수 있습니다.

약물, 주사, 보조기 같은 치료를 3-6개월간 해도 호전이 없거나, 손저림에 밤잠을 설치는 증상이 계속되면 수술이 필요합니다. 젓가락질, 단추 채우기, 글쓰기 같은 일상 기능에 지장이 생기거나, 신경전도검사에서 중증으로 나타나면 더 이상 미루지 않는 것이 좋습니다.

Q2. 수술이 필요한지 알 수 있는 객관적 검사는 어떤 것이 있나요?

신경근전도검사, 초음파, MRI가 있습니다. 그중 신경근전도검사가

손저림의 흔한 원인 손목터널증후군

가장 중요하며, 중기 이상으로 나타나면 수술을 고려합니다. 초음파에서 신경이 심하게 부어 있거나, MRI에서 압박이 뚜렷하게 확인되어도 마찬가지입니다. 검사 결과와 함께 증상의 정도, 기간, 보존적 치료 반응을 종합해 판단합니다.

Q3. 손목터널증후군 진단을 받았는데, 당장 수술하지 않으면 위험한가요?

증상에 따라 다릅니다. 증상이 가벼우면 약물, 주사, 보조기 같은 보존적 치료를 하며 3-6개월간 기다려 볼 수 있습니다. 하지만 감각이 떨어지거나 엄지두덩 근육이 줄어들기 시작했다면 빨리 수술을 받아야 합니다. 악기 연주자나 정밀 작업을 하는 사람은 손 기능 변화를 더 주의 깊게 살피고, 조기 수술을 고려해야 합니다.

Q4. 손목터널증후군은 말기에만 마비가 오나요?

아니요, 중기에도 올 수 있습니다. 초기에는 밤에 손이 저리고 아픈 증상이 나타나고, 중기에는 손끝 감각이 둔해지며 온도 구별이 힘들어집니다. 이때 "아직 마비가 아니니까 괜찮다"고 방치하면 신경 손상이 진행됩니다. 더 나빠지면 엄지두덩 근육이 줄고 물건을 자주 떨어뜨리며, 젓가락질, 단추 채우기 같은 동작이 힘들어집니다. 이런 말기 증상이 나타나면 수술해도 100% 회복되지 않을 수 있습니다.

Q5. 손목터널증후군은 오래 진행되어야만 영구 마비가 오나요?

아니요, 짧은 기간에도 올 수 있습니다. 대부분은 수개월에서 수년에 걸쳐 서서히 진행되지만, 드물게는 급격히 악화되어 1-2주 만에도 영구적인 신경 마비가 생길 수 있습니다. 손목 골절이나 심한 염증, 임신 중 부종 같은 원인이 있으면 급성으로 악화될 수 있습니다.

Q6. 손에 감각은 거의 없는데 통증이 심하지 않으면 수술은 안 해도 되나요?

아니요, 수술이 필요합니다. 손이 저리지 않고 감각이 사라졌다는 것은 신경이 심하게 눌려 손상되고 있다는 신호입니다. 뜨거운 것을 만져도 모르거나 바늘에 찔려도 느끼지 못합니다. 이 단계에서는 약이나 주사로는 호전되지 않으며, 수술로 신경을 풀어 줘야 합니다. 방치하면 엄지두덩 근육이 위축되고 손 힘이 약해져 젓가락질이나 글쓰기도 어려워집니다. 초기에 수술하면 회복 가능성이 높지만, 6개월 이상 늦어지면 감각이 돌아오지 않을 수 있습니다.

Q7. 저림은 심하지 않은데 손 힘이 약해졌으면 수술해야 하나요?

네, 수술이 필요합니다. 병뚜껑을 열지 못하거나 젓가락질이 서툴고 물건을 자주 떨어뜨린다면 신경 손상이 운동신경까지 진행됐다는 뜻입니다. 저림이 심해야 수술한다고 생각하는 경우가 많은데, 손 힘이 약해지는 것이 더 심각한 상태입니다. 신경 손상이 심하면 저린 증상

 손저림의 흔한 원인 손목터널증후군

이 줄어드는데, 감각신경이 마비되어 증상을 못 느끼는 것입니다. 운동신경은 한 번 손상되면 회복이 어려우므로, 빨리 수술해야 합니다.

Q8. 증상이 경미하면 신경 손상은 걱정 안 해도 되나요?

아니요, 걱정해야 합니다. 증상과 신경 손상이 비례하는 것은 아닙니다. 증상이 가벼운 상태에서도 신경 손상이 갑자기 심해질 수 있습니다. 저림이나 통증이 줄어든다고 해서 좋아진 것이 아니라, 신경이 심하게 손상되어 감각을 전달하지 못할 수도 있습니다. 당뇨병이나 갑상선 질환이 있으면 증상은 경미해도 신경 손상이 빠르게 진행될 수 있습니다.

Q9. 약이나 주사 치료를 해도 효과가 없으면 수술받아야 하나요?

네, 수술을 고려해야 합니다. 약물치료, 보조기, 스테로이드 주사로 3-6개월 치료해도 호전이 없다면 신경 압박이 심하다는 의미입니다. 주사 후 며칠만 좋아졌다가 금세 재발하거나, 반복할수록 효과가 줄어드는 것도 마찬가지입니다.

증상이 비슷해 보여도 신경은 계속 손상되고 있어, 늦추면 회복이 어렵습니다. 적절한 시기에 수술하면 95% 이상 좋은 결과를 기대할 수 있습니다.

Q10. 젓가락질, 바느질, 단추 채우기, 지퍼 올리기 등이 어려워지면 수술해야 하나요?

네, 수술을 고려해야 합니다. 이런 동작이 힘들어졌다면 운동신경 손상이 시작되었다는 뜻입니다. 엄지를 움직이는 근육이 약해져서 생기는 현상으로, 동전 집기나 카드 꺼내기도 마찬가지입니다. 이 단계에서 방치하면 근육이 위축되어 수술을 해도 섬세한 움직임을 되찾기 어렵습니다.

Q11. 평소 잘하던 일이 서툴러지는 것도 손목터널증후군 때문인가요?

네, 그럴 수 있습니다. 단순한 피로나 부주의가 아니라 신경 손상 때문일 수 있습니다. 정중신경이 눌리면 엄지, 검지, 중지의 감각이 둔해지고 엄지두덩 근육 힘이 약해져 물건을 단단히 잡지 못합니다. 조립, 정밀 가공, 망치질처럼 손끝 힘과 감각이 중요한 일에서 실수가 잦아지고, 도구를 자꾸 놓치는 일이 늘어납니다. 이 단계에서는 약이나 주사로는 회복이 어렵고, 수술이 필요합니다.

5-1-2 수술 시기와 환자의 경과

손목터널증후군 수술은 대부분 응급이 아니라 시간을 두고 날짜를 잡을 수 있습니다. 하지만 적절한 시기를 놓치지 않는 것이 중요합니다.

초기에는 밤에만 손이 저리고 손을 털면 나아지는 정도라 보존적 치료만으로도 조절됩니다.

시간이 지나 감각이 둔해지거나 물건을 자주 떨어뜨리기 시작하면 신경 손상이 진행되고 있다는 뜻입니다. 엄지두덩 근육이 위축되기 시작하면 더 이상 기다리면 안 됩니다.

수술 시기에 따른 회복률 차이는 뚜렷합니다. 손가락 감각이 떨어지기 전에 수술하면 대부분 회복되지만, 진행될수록 회복률이 떨어집니다.

Q&A

Q1. 손목터널증후군 수술할 때 금식해야 하나요?

네, 마취 때문에 대부분 금식이 필요합니다. 수술 중 팔에 압박대를 감아 혈류를 차단하면 팔저림이 심해 환자가 견디기 어렵습니다. 국소마취만으로 수술이 가능하지만 이 팔저림 때문에 팔마취나 수면마취를 함께 사용합니다. 이때 위가 비어 있지 않으면 마취 중 위 내용물이 기도로 넘어가 위험합니다. 오전 수술은 전날 자정부터, 오후 수술은 당일 아침 7시 전에 가볍게 식사 후 금식하면 됩니다.

Q2. 수술을 미루면 회복이 어려워지나요?

네, 미룰수록 결과가 나빠집니다. 초기에 수술하면 신경 섬유가 아직 살아 있어 대부분 회복됩니다. 하지만 감각이 둔해지거나 근육이 위축된 후 수술하면 신경 압박은 풀리지만, 손상된 신경은 완전히 회복되지 않습니다. 회복 속도도 느리고 결과도 떨어집니다.

Q3. 손목터널증후군이 있을 때 응급수술이 필요한 경우도 있나요?

네, 드물지만 있습니다. 손목 골절이나 외상 후 부종, 류마티스 관절염 악화, 당뇨 악화, 임신 중 부종 등으로 손목터널 압력이 빠르게 높아지면 급성 악화가 올 수 있습니다. 며칠 사이에 감각이 사라지거나 손 힘이 빠지면 응급수술이 필요합니다. 2-3일이 골든타임이며, 이 시기를 놓치면 수술을 해도 회복이 어렵습니다.

손저림의 흔한 원인 손목터널증후군

손목터널증후군 수술은 전 세계적으로 많이 시행되는 수술 중 하나로, 안전성과 효과가 입증되어 있습니다. 하지만 수술받는다는 것만으로도 부담을 느끼는 환자가 많습니다.

외래에서 자주 듣는 질문은 "조금 불편한데 참고 살면 안 될까요?", "수술하고 나서 재발하면 어떡하죠?", "너무 무서워서 못 하겠어요" 등입니다. 이런 걱정은 당연합니다. 손은 매일 사용하는 소중한 부위인데다, 수술이라는 단어 자체가 주는 두려움이 크기 때문입니다.

"남들도 다 참고 사는데 나도 버틸 수 있지 않을까?"라고 생각하며 미루기도 합니다. 그러나 수술을 미루다가 시기를 놓치면 영구적인 손상이 생길 수 있습니다.

지금은 "참을 만한" 증상이 6개월 후에는 "참아도 낫지 않는" 상태가 될 수 있고, 1년 후에는 "수술을 해도 회복이 안 되는" 손상으로 진행될 수 있습니다. 늦게 수술한 환자들은 "왜 진작 하지 않았을까"라고 후회하는 경우가 많습니다.

Q&A

Q1. 단순한 불편함인지 수술이 필요한 상태인지 어떻게 알 수 있나요?

증상의 양상으로 구분할 수 있습니다. 불편함 단계라면 주로 밤에 손이 저려서 잠에서 깨거나 아침에 손이 뻣뻣한 정도이고, 손을 털면 금세 좋아지며 낮 동안에는 큰 문제가 없습니다. 이런 경우에는 약물이나 보조기, 주사 치료를 시도해 볼 수 있습니다. 반면 손끝 감각이 둔해지거나 젓가락질이 서툴러지고, 물건을 자주 떨어뜨리거나 단추 채우기가 힘들어진다면 신경 손상이 진행되고 있다는 신호이며, 수술이 필요합니다.

Q2. 수술을 결정할 때 생업이나 일상생활도 함께 고려해야 하나요?

네, 고려해야 합니다. 손목터널증후군 수술은 의학적 문제만이 아니라, 환자가 어떤 일을 하고 어떤 생활을 하는지에 따라 필요성과 시기가 달라질 수 있습니다.

손을 많이 쓰는 직업이라면 두 가지를 함께 생각해야 합니다. 하나는 수술 후 회복 기간 동안 일을 쉬어야 하는 부담입니다. 다른 하나는 수술을 미루면 손이 더 망가져서 결국 일을 못 하게 될 수 있다는 점입니다. 컴퓨터 작업, 요리, 정밀 가공, 악기 연주처럼 손을 반복적으로 쓰는 직업일수록 빨리 수술해서 손 기능을 지키는 것이 유리합니다. 고령이거나 당뇨, 심장질환 같은 기저질환이 있다면 회복 과정과 수술 부담도 함께 따져야 합니다.

Q3. 수술이 망설여질 때는 무엇을 가장 중요하게 판단하면 좋을까요?

지금 수술을 하지 않으면 앞으로 어떤 결과가 올지입니다. 손끝 감각이 더 둔해져 작은 물건을 집거나 단추를 채우는 일이 힘들어질 수 있

   손저림의 흔한 원인 손목터널증후군

습니다. 나중에는 젓가락질, 글쓰기, 운전 같은 기본 동작도 불편해질 수 있습니다. 시간이 지나면 수술을 해도 손 기능이 예전처럼 회복되지 않고 영구 장애가 올 수 있습니다. 결국 생업을 잃을 수도 있습니다.

Q4. 손목터널증후군 수술에는 어떤 방법이 있나요?

전통적인 손바닥 절개 수술, 내시경 수술, 손목주름 분절감압술이 있습니다.

전통적인 손바닥 절개 수술은 손바닥을 3-5cm 절개해 인대를 직접 확인하고 잘라 신경 압박을 풀어 주는 방식으로, 상처가 커서 회복이 느립니다. 손바닥 통증이 심하면 몇 개월간 손을 못 쓸 수 있습니다.

내시경 수술은 1-2cm 절개 후 카메라를 넣어 인대를 자르는 방법입니다. 절개가 작아 회복이 빠르지만, 시야가 제한되어 신경 손상 위험이 있고 장비가 비쌉니다.

손목주름 분절감압술은 손목주름에 1.5cm만 절개하고 수술하는 방법으로, 상처가 작아 회복이 빠르고 통증이 적습니다.

Q5. 손목터널증후군을 방치하면 증상이 어떻게 진행되나요?

저림, 감각 저하, 근력 저하, 마비 순서로 진행됩니다. 처음에는 밤에만 손이 저리고 아팠던 증상이 낮에도 계속됩니다. 시간이 지나면 저림조차 사라지면서 손끝 감각이 무뎌지고, 뜨거운 것과 차가운 것도 구별하지 못하게 됩니다. 젓가락질, 글씨 쓰기, 단추 채우기 같은 동작이 서툴러지고, 컵을 들거나 병뚜껑을 여는 힘도 약해집니다.

Q6. 수술 후 재발이 걱정되는데, 해야 할까요?

네, 해야 합니다. 전통적인 손바닥 절개 수술은 재발률이 약 15%지만, 재수술까지 가는 경우는 1-3%입니다. 손목주름 분절감압술은 재발률이 1% 이내이고 재수술 확률은 더 낮습니다. 재발이 걱정된다면 재발률이 낮은 수술법을 선택하면 됩니다. 재발보다 더 중요한 것은 수술을 미루는 동안 신경이 계속 손상된다는 점입니다. 손상된 신경은 회복이 어렵고, 시간이 지나면 수술로도 되살릴 수 없습니다. 재발하더라도 대부분은 비수술 치료로 조절되고, 심한 경우 재수술로 해결할 수 있지만, 치료 시기를 놓치면 되돌리기 어렵습니다.

Q7. 증상이 심해도 억지로 참고 버티면 안 되나요?

안 됩니다. 손목터널증후군은 저절로 낫지 않고, 압박이 계속되면 신경이 서서히 손상됩니다. 증상이 심하다면 이미 수술이 필요한 단계일 수 있습니다. 예전보다 자주 저리거나, 감각이 무뎌졌거나, 정밀한 동작이 안 되거나, 힘이 떨어진다면 악화되고 있다는 뜻입니다.

 손저림의 흔한 원인 손목터널증후군

5-2

전통적 손바닥 절개 수술

5-2-1 수술 방법과 진행 과정

전통적 손바닥 절개 수술은 손목터널증후군 치료의 표준 수술법으로, 오랫동안 시행되어 왔습니다. 횡수근인대를 절개해 정중신경의 압박을 해소하는 것이 핵심입니다.

먼저 손바닥을 약 5cm 절개합니다. 피부와 피하조직을 지나 손바닥 근막을 열면 그 아래로 횡수근인대가 보입니다. 신경을 손상시키지 않도록 주의하며 인대를 세로로 절개하고, 필요한 경우 주변의 흉터 조직이나 유착도 함께 제거합니다.

이 방법의 장점은 넓은 시야를 확보해 정중신경과 주변 구조물을 직접 확인할 수 있다는 점입니다. 단점은 절개 부위가 크다는 것입니다. 손바닥 흉터가 많이 남고, 수술 후 2-3주 동안 심한 통증이 이어질 수 있습니다. 손바닥 뿌리가 아픈 기둥통이 잘 생겨서 손바닥을 짚고 일어나거나 무거운 물건을 들기가 몇 달 동안 불편할 수 있습니다.

수술 성공률이 95% 이상이지만, 재발률도 10-20%로 높은 편입니다. 재발 중 일부는 재수술이 필요합니다.

Q1. 전통적인 손바닥 절개 수술은 어떻게 진행되나요?

손바닥을 절개해 정중신경과 주변 구조물을 직접 보면서 진행합니다. 두꺼워진 인대를 잘라 신경 압박을 풀어 주는 방식입니다. 신경 상태를 눈으로 확인할 수 있어 안전성이 높습니다. 수술 시간은 20-30분이며, 전신마취나 팔마취로 진행됩니다. 손바닥 흉터가 크게 남고 회복 기간이 6-8주로 긴 편입니다.

Q2. 전통적인 손바닥 절개 수술의 절개 부위는 어디이고 흉터는 얼마나 남나요?

손목주름에서 시작해 손바닥 중앙으로 이어지는 부위를 5cm 절개합니다. 흉터는 초기에는 붉고 뚜렷하게 보이다가 6개월에서 1년에 걸쳐 점차 옅어집니다. 그래도 손바닥을 펼 때마다 눈에 띄어 미관상 불편해하는 경우가 많습니다. 흉터 관리를 잘해도 완전히 없어지지는 않습니다.

Q3. 최근 시행되는 손바닥 최소절개 수술은 손바닥을 조금 절개하는 것 같던데 새로운 방법인가요?

아니요, 기존 손바닥 절개 수술에서 절개 길이만 2cm로 줄인 방식입니다. 회복이 빠르고 통증이 적으며 재발률도 낮다고 소개되곤 합니다. 하지만 전통적인 손바닥 절개 수술과 원리가 같아 빠른 회복이나 낮은 재발률을 뒷받침할 근거가 부족합니다. 절개 부위가 짧은 만큼 시야가 좁아져 인대를 불완전하게 절개할 위험이 있습니다. 손바닥에 흉터가 남는 것은 마찬가지이며, 회복 기간도 크게 단축되지 않습니다.

Q4. 손바닥 절개 수술은 시간이 얼마나 걸리나요?

한 손 수술은 20-30분 걸립니다. 양손을 동시에 수술하면 40-50분이고, 손목터널 안에 낭종이나 종양 같은 병변이 있으면 10-20분 더 걸릴 수 있습니다. 수술 자체는 복잡하지 않아 대부분 예정된 시간 안에 끝납니다. 마취와 준비 과정이 있어서, 수술실 입실부터 나올 때까지 2-3시간 걸립니다.

Q5. 손바닥 절개 수술의 마취는 어떻게 하는 것이 좋은가요?

팔마취와 수면마취를 병행하는 것입니다. 팔마취로 팔 전체를 마취하고, 가벼운 수면마취를 함께 해서 수술 중 지혈대 압박으로 인한 불편을 줄일 수 있습니다. 팔마취만 하면 수술 중 불안하고, 전신마취만 하면 수술 후 통증이 심해집니다. 국소마취로 하는 경우도 있지만, 수술 중과 수술 후 통증이 심할 수 있어 추천하지 않습니다.

Q6. 손바닥 절개 수술을 받으면 입원이 꼭 필요한가요?

네, 5-7일 입원을 권합니다. 2-3일 입원하게 하는 병원도 있습니다. 절개 범위가 크고 수술 후 통증이 심하기 때문에 입원 치료가 안전합니다. 수술 후 며칠은 통증 조절을 위해 정맥주사 진통제를 쓰는 경우가 많고, 상처 관리와 감염 예방을 위한 항생제 투여도 필요합니다. 당일 퇴원하게 하는 병원도 있지만 통증을 집에서 혼자 조절하기가 쉽지 않고, 고령자나 당뇨 환자는 합병증 위험이 높아 권장하지 않습니다.

Q7. 손바닥 절개 수술 후 손은 언제부터 사용할 수 있나요?

2-4주 뒤부터 가벼운 사용이 가능합니다. 수술 직후부터는 손가락을 가볍게 구부렸다 펴는 운동을 해야 부기와 유착을 예방할 수 있습니다. 실밥은 14일쯤 제거하지만, 그 뒤에도 2주 정도는 무거운 것을 들기 어렵습니다. 4주가 지나야 젓가락질이나 글쓰기 같은 가벼운 동작이 가능해지고, 손바닥을 짚거나 무거운 물건을 드는 동작은 6-8주가 지나야 가능합니다.

5-2-2 손바닥 절개술의 장점과 적합한 환자

전통적 손바닥 절개 수술의 장점은 수술 부위를 잘 볼 수 있다는 점입니다. 기본적인 수술 도구만으로 시행할 수 있어서 내시경이나 특수 기구가 없는 병원에서도 수술할 수 있습니다. 오랫동안 쌓인 경험과 데이터 덕분에 합병증이 생길 확률과 대처법이 잘 정리되어 있고, 수술 결과도 예측하기 쉽습니다.

재발한 손목터널증후군에서도 넓은 시야를 통해 들러붙은 조직과 흉터를 제거할 수 있습니다. 다만 재수술은 첫 수술보다 성공률이 낮고 회복도 느립니다. 최근에는 손바닥 절개 대신 손목 쪽에서 접근해 흉터를 피하는 방법이 더 좋다는 의견이 많습니다.

류마티스 관절염으로 인한 심한 염증, 손목터널 내 종양, 해부학적 구조가 특이한 경우에는 전통적 방법이 안전합니다. 젊은 환자, 흉터를 꺼리는 환자, 빨리 직장에 복귀해야 하는 환자에게는 손목주름 분절 감압술이나 내시경 수술이 적합합니다.

Q&A

Q1. 전통적인 손바닥 절개 수술의 장점은 무엇인가요?

시야가 넓고 조작하기 좋다는 점입니다. 절개 범위가 커서 정중신경과 주변 구조물을 직접 눈으로 확인하면서 안전하게 조작할 수 있습니다. 손목터널 안에 낭종이나 종양, 특이한 구조 등이 있어도 수술 중에 바로 발견해서 처리할 수 있습니다.

Q2. 손바닥 절개 수술이 오랫동안 표준 치료법으로 사용된 이유는 무엇인가요?

수술 방법이 단순하고 어디서나 할 수 있기 때문입니다. 피부를 열고 두꺼워진 인대를 잘라서 신경 압박을 풀어 주는 과정이 직관적이어서 대부분의 외과 의사가 쉽게 배우고 익힐 수 있습니다. 기본적인 수술 도구만으로 수술할 수 있습니다. 100년 넘게 수많은 수술이 이루어졌고 합병증과 대처법, 결과가 명확하게 정리되어 있습니다.

Q3. 어떤 환자에게 전통적 손바닥 절개 수술이 적합한가요?

문제가 복잡하거나 특수한 상황일 때는 이 수술이 독보적입니다. 낭종이나 종양 같은 덩어리가 있을 때는 넓게 열어서 직접 보면서 제거해야 안전합니다. 이전에 수술했는데 재발한 경우에도 들러붙은 조직과 흉터를 제거하려면 넓은 절개가 필요합니다. 류마티스 관절염이나 감염으로 힘줄 막이 두꺼워진 경우, 특이한 해부학적 구조를 가진 경우에도 전통적 방법이 안전합니다. 흉터에 신경 쓰지 않거나 수술 후 오래 쉴 수 있는 환자도 괜찮습니다.

Q4. 전통적인 손바닥 절개 수술은 실패할 가능성이 낮은가요?

네, 낮습니다. 절개 범위가 넓어서 수술 부위를 잘 볼 수 있고, 인대

　　　　　손저림의 흔한 원인 손목터널증후군

와 신경을 직접 보면서 풀어 주므로 실수할 위험이 적습니다. 다만 재수술은 흉터 조직과 들러붙은 부위 때문에 어렵고 첫 수술보다 성공률도 낮습니다.

Q5. 재발, 통증, 늦은 회복 등의 단점이 있음에도 지금도 많은 병원에서 전통적 손바닥 절개 수술을 선택하는 이유는 무엇인가요?

수술을 안 받는 것보다 낫기 때문입니다. 내시경이나 손목주름 분절 감압술은 기술을 익히기 어려워서 충분한 경험이 없으면 시행하기 힘듭니다. 반면 전통적 손바닥 절개 수술은 대부분의 외과 의사가 할 수 있습니다. 신경이 계속 눌려 영구적인 손상이 생기는 것보다, 단점이 있더라도 제때 수술받는 것이 이익입니다.

전통적 손바닥 절개 수술은 효과는 좋지만, 절개 부위가 손바닥이어서 회복 과정에서 통증이 심합니다. 회복에는 수개월이 걸립니다.

가장 흔한 문제는 손바닥 통증입니다. 환자의 30-40%가 손바닥 양쪽 두툼한 부위에 통증을 느끼며, 운전대를 잡거나 손바닥으로 힘을 줄 때 심합니다. 대부분 3-6개월 안에 좋아지지만 일부에서는 1년 이상 지속되기도 합니다. 통증을 제외한 합병증 발생률은 1-3%로 낮습니다. 감염이 0.3-1.2% 정도이고, 상처에 피가 고이거나 잘 아물지 않는 경우도 있습니다. 수술 중 신경이나 혈관이 다치는 심각한 합병증은 1% 미만으로 드물지만, 발생하면 장애가 남거나 추가 수술이 필요할 수 있습니다.

두꺼워진 인대를 충분히 자르지 못하면 증상이 재발하거나 호전이 부족할 수 있습니다. 손바닥에 흉터가 심하게 생기거나 조직이 들러붙으면 오랫동안 운동 제한이 남을 수 있고, 드물게 복합부위통증증후군(CRPS)이 발생하기도 합니다.

Q&A

Q1. 전통적 손바닥 절개 수술의 절개 부위 크기는 어느 정도인가요?

약 5cm입니다. 최소침습이라 이름 붙여 2-3cm만 절개하기도 합니다. 숫자로는 짧아 보이지만 손바닥이 작은 부위라서 손바닥 대부분이

열린 것처럼 느껴질 수 있습니다. 흉터와 통증, 부기가 오래 지속됩니다. 손바닥은 물건을 쥐거나 체중을 지탱할 때 계속 압력을 받는 부위라서 회복하는 동안 불편함이 심합니다. 환자는 흉터보다 손바닥을 쓸 때마다 당기고 아픈 느낌을 더 힘들어합니다. 절개 길이를 줄이면 상처는 빨리 아물지만, 손바닥 절개는 같아서 다른 단점들은 비슷합니다.

Q2. 전통적 손바닥 절개 수술 후 통증은 얼마나 오래가나요?

대부분 3-4주 지속되고 길게는 3-6개월도 갑니다. 수술 직후 며칠 동안은 손바닥이 욱신거리고, 물건을 쥐거나 바닥을 짚을 때 날카로운 통증이 생깁니다. 무통주사를 맞아야 할 정도입니다. 이후에도 몇 주 동안은 진통제를 먹어야 일상생활이 가능한 경우가 많습니다. 손바닥 양쪽 두툼한 부위의 통증은 30-40%의 환자에서 3-6개월까지 지속되며, 일부는 1년 이상 가기도 합니다.

Q3. 전통적 손바닥 절개 수술의 흉터는 어떤 특징이 있나요?

길고, 두껍고, 딱딱하고, 오래 아픕니다. 손바닥 중앙에 흉터가 남습니다. 시간이 지나면 대부분 옅어지고 평평해지지만, 일부에서는 두껍게 솟아오르거나 켈로이드처럼 단단해지기도 합니다. 신경을 자극해서 통증을 일으키기도 합니다. 손바닥은 물건을 잡거나 체중을 지탱할 때 계속 압력을 받는 부위라서 오래 아픕니다. 운전할 때 핸들을 잡거나 무거운 물건을 들 때 눌려서 아프다고 호소하는 환자가 많습니다.

Q4. 전통적 손바닥 절개 수술 후 손이 붓기도 하나요?

네, 대부분 붓습니다. 손바닥뿐 아니라 손가락까지 붓는 경우가 흔하며, 2-4주 안에 점차 가라앉습니다. 회복이 느린 환자는 몇 달 동안 손이 뻣뻣하고 부어 있을 수 있습니다. 심하면 손가락을 구부리거나 펴기 어렵고, 컵을 잡거나 글씨를 쓰는 동작이 불편해집니다. 고령이거나 당뇨병, 류마티스 관절염이 있으면 오래 갑니다. 부기를 줄이려면 손을 심장보다 높게 들고 있고, 처음 2-3일은 차갑게 찜질하다가 이후에는 따뜻하게 찜질하면서 손가락을 천천히 움직이는 운동을 하면 도움이 됩니다.

Q5. 전통적 손바닥 절개 수술 후 직업 복귀는 얼마 후에 가능한가요?

직업과 회복 상태에 따라 3주에서 6개월까지 걸릴 수 있습니다. 사무직은 3-4주가 지나야 키보드를 치거나 글을 쓸 수 있고, 요리사, 연주자처럼 손을 많이 쓰는 직업은 6주 이상, 힘을 많이 쓰는 육체노동자는 6개월까지 걸리기도 합니다. 손목의 저림은 수술 직후 좋아지지만, 손바닥 상처 통증과 부기 때문에 생업 복귀가 늦어집니다.

Q6. 수술 후 팔마취가 늦게 풀려서 한동안 남의 팔 같다던데 주의사항이 있나요?

네, 있습니다. 감각이 돌아올 때까지 손을 조심해서 써야 합니다. 손목터널증후군 수술은 대부분 팔마취를 하는데, 수술 후 팔과 손의 감각

   손저림의 흔한 원인 손목터널증후군

이 둔해지고 힘이 빠지는 현상이 1-2일까지 지속될 수 있습니다. 마취약이 서서히 빠지는 과정이므로 걱정하지 않아도 됩니다. 다만 48시간이 지나도 감각이나 힘이 전혀 돌아오지 않거나, 통증이 점점 심해진다면 바로 의료진에게 연락해야 합니다. 마취가 풀리기 전까지는 손에 힘이 없어서 물건을 떨어뜨리거나 넘어질 수 있으므로, 보호자와 함께 움직이고 계단이나 미끄러운 곳을 조심해야 합니다. 감각이 돌아올 때까지는 뜨거운 물이나 날카로운 물건도 만지지 않는 것이 좋습니다.

Q7. 수술이 성공적으로 되어 신경압박이 풀려도 감각 이상이나 저림이 남을 수 있나요?

네, 남을 수 있습니다. 수술 전에 신경이 오랫동안 눌려서 이미 손상된 경우라면, 수술해도 신경이 회복되지 못해 저림이나 감각이 둔한 느낌이 남을 수 있습니다. 수술 후 흉터 조직이 신경 주변에 생기면서 새로운 불편함을 만들기도 합니다. 수술은 신경 압박을 해소하는 것이지, 손상된 신경을 되살리는 치료는 아닙니다.

Q8. 전통적 손바닥 절개 수술 후 재발 가능성은 얼마나 되나요?

10-20%에서 재발합니다. 절개를 크게 하면 재발이 없다고 생각하는 것은 오해입니다. 재발의 가장 큰 원인은 수술 후 생긴 흉터 조직이 신경 주변에 들러붙어서 다시 압박하는 것입니다. 손목터널 안에 낭종이 새로 생기거나, 류마티스 관절염으로 힘줄 막이 계속 두꺼워지는 경우

에도 재발할 수 있습니다. 당뇨병이나 갑상선 질환이 있는 환자는 재발 위험이 높습니다.

Q9. 절개 크기를 줄인 손바닥 최소절개 수술을 하면 재발이 줄어드나요?

아니요, 줄어들지 않습니다. 작은 절개가 도움이 된다는 주장도 있지만, 아직 증명되지 않았습니다. 오히려 절개가 너무 작으면 신경을 압박하는 인대를 충분히 자르지 못해 수술이 불완전할 위험이 있습니다. 손목터널을 덮고 있는 인대는 절개해도 6개월에서 1년 사이에 재생되는데, 흉터가 재발을 유발합니다. 손바닥을 절개하는 수술이라면 흉터 조직이 만들어지므로, 절개 크기와 관계없이 재발 가능성은 비슷합니다.

Q10. 손바닥을 절개하더라도 더 정밀하게 수술하면 재발이 덜 되지 않을까요?

아니요, 줄어들지 않습니다. 재발은 절개 위치에 달려 있습니다. 전통적인 손바닥 절개 수술은 손바닥 중앙을 열기 때문에 흉터와 들러붙는 조직이 생겨서 재발 위험이 높습니다. 손목주름 분절감압술이나 내시경 수술은 손바닥을 건드리지 않고 손목주름 부위만 절개하므로 흉터가 적고 재발률이 낮습니다.

Q11. 손목터널증후군이 재발하면 다시 수술할 수 있나요?

네, 가능하지만 첫 수술보다 어렵습니다. 수술한 부위에 흉터 조직이

형성되어 있고 신경 주변 구조가 변해 있어서, 수술 중에 신경을 다칠 위험이 높아집니다. 재수술 후 회복도 첫 수술보다 느리고 불완전한 경우가 많습니다. 성공률도 첫 수술보다 낮습니다.

Q12. 손바닥 절개 수술 후 재발해서 재수술하면 결과가 어떤지 자세히 알려 주세요.

재수술 후 약 70%는 증상이 좋아지지만, 나머지 30%는 저림이나 통증이 계속됩니다. 좋아진 환자 중에서도 약 40%는 증상이 다시 나타나 세 번째 수술을 고민하게 됩니다. 감각이 둔해지거나 손바닥 통증이 영구적으로 남는 경우도 많습니다. 고령이거나 당뇨병, 류마티스 관절염이 있는 환자, 흡연자는 결과가 나쁩니다. 합병증도 첫 수술보다 많아서 25% 이상에서 신경이 다시 들러붙거나, 신경 손상, 만성 통증, 상처가 낫지 않는 문제가 생깁니다.

Q13. 손바닥 절개술 후 재수술의 성공률을 높이는 방법이 있나요?

네, 피부 이식을 함께 하면 성공률을 높일 수 있습니다. 피부를 덧대면 손바닥의 압력이 분산되고, 흉터가 다시 신경 주변에 들러붙는 것을 막아 줍니다. 피부 이식이 재수술 후 통증을 줄이고 손 기능 회복에 도움이 된다고 알려져 있습니다. 다만 고도의 기술이 필요해서 모든 병원에서 할 수 있는 것은 아니고, 환자의 흉터 상태에 따라 선택적으로 시행됩니다.

Q14. 재발했을 때 손바닥을 다시 절개하지 않고 다른 방법으로 수술할 수 있나요?

네, 손목주름 분절감압술로 할 수 있습니다. 손바닥 절개 후 재발한 경우, 같은 부위를 다시 절개하면 흉터 조직 때문에 신경 손상 위험이 높습니다. 손목주름 부위를 절개하는 손목주름 분절감압술은 기존 흉터를 피해서 접근하므로 성공률이 높고 합병증이 적습니다. 내시경 수술은 재수술에는 유착을 떼어 낼 수 없고 시야가 제한되어 적합하지 않습니다.

Q15. 손바닥 절개 수술 후 잘 생기는 기둥통이란 무엇인가요?

기둥통은 손목 가까운 손바닥 양쪽 두툼한 부위에 나타나는 통증입니다. 손바닥 절개 수술에서는 두꺼워진 인대를 자르면서 손바닥의 지지 구조가 약해지고, 주변 근육과 인대의 균형이 깨집니다. 손바닥 피부를 지나는 작은 신경이 손상되어 통증이 심해지기도 합니다. 환자들은 물건을 쥐거나 손바닥을 짚고 일어날 때, 운전대를 잡을 때 찌릿하고 쑤신다고 표현합니다.

Q16. 기둥통은 얼마나 자주 나타나고, 얼마나 지속되나요?

손바닥 절개 수술 1개월 후 25-40%가 경험하고, 대부분 6개월 안에 좋아집니다. 기둥통이 손을 사용하지 못할 정도로 심할 때도 있어서 수술이 잘못되었다고 생각하기 쉽습니다. 3개월에는 13-25%로 줄어들

 손저림의 흔한 원인 손목터널증후군

며, 6개월에는 6-10%만 남습니다. 1년이 지나도 통증이 계속되는 경우는 드물지만, 만성화되면 치료가 어렵습니다. 손바닥을 절개하지 않는 내시경 수술이나 손목주름 분절감압술은 발생률이 10-15%로 낮습니다. 통증의 강도도 일상생활에 지장 없을 정도이며 2개월 내에 없어집니다.

Q17. 기둥통은 왜 문제가 되나요?

신경 압박은 해결됐지만 손바닥 통증이 남아서 일상생활을 힘들게 하기 때문입니다. 물건을 쥐거나 손바닥으로 체중을 지탱할 때 계속 불편합니다. 대부분 몇 주에서 몇 달 사이에 자연히 좋아지지만, 일부 환자는 6개월 이상 지속됩니다. 기둥통이 확실하면 기다려 볼 수 있습니다. 다만 재발일 수도 있으므로 통증이 3개월 이상 지속되거나 심해지면 진찰이 필요합니다.

Q18. 기둥통은 어떻게 관리하나요?

보호대, 약물, 재활치료를 병행합니다. 손목 보호대를 착용하고 진통소염제를 복용하면서, 흉터 마사지와 손가락 운동, 재활치료를 통해 들러붙은 조직을 풀고 손 기능을 회복해야 합니다. 이런 치료로 호전이 없으면 흉터 부위에 스테로이드 주사를 고려할 수 있지만, 반복 주사는 힘줄이 파열되거나 피부가 얇아지는 부작용이 있어 신중해야 합니다.

Q19. 전통적 손바닥 절개 수술은 단점이 많아 보이는데, 그럼 하면 안되는 수술인가요?

아니요, 여전히 유용하고 좋은 수술입니다. 손목터널 안에 낭종이나 종양이 있거나 해부학적 구조가 특이해서 넓은 시야가 필요한 경우에는 전통적 절개술이 안전한 선택입니다. 다만 절개가 크고 회복이 느리며 흉터와 기둥통 같은 불편함이 있어서, 가능하면 손목주름 분절감압술이나 내시경 수술을 먼저 고려하는 것이 일반적입니다. 손목주름 분절감압술이나 내시경 수술은 기술을 익히기 어려워서 의사의 경험이 부족하면 위험할 수 있습니다. 내시경 장비가 없는 병원에서는 전통적 방법이 유일한 선택일 수 있습니다.

5-3

손목주름 분절감압술(손목주름법)

5-3-1 수술의 특징과 진행 과정

손목주름 분절감압술(줄여서 손목주름법)은 손목주름을 따라 만든 작은 절개창을 통해 정중신경을 누르는 인대를 부분적으로 절제하는 수술입니다. 상처가 거의 남지 않고, 수술 후에도 손바닥 통증이 경미한 것이 특징입니다. 관절내시경용 펀치로 두꺼워진 인대를 일부 제거하는 방식으로, 칼로 자르는 것보다 신경 손상 위험이 적습니다.

절개 범위가 작아도 인대를 직접 확인하면서 수술할 수 있어 안전성이 높고, 염증이 심하거나 구조가 특이한 경우에도 촉감과 경험을 바탕으로 진행할 수 있습니다. 숙련된 의사가 시행하면 불완전 수술 가능성이 줄어들고, 재발률도 낮습니다.

다만 배우기 어렵습니다. 작은 공간에서 해부학적 구조를 정확히 파악하고 기구를 능숙하게 다루려면 훈련이 필요합니다.

그래서 아직 널리 보급되지 못했고, 일부 의사만 시행하고 있습니다.

Q1. 손목주름 분절감압술은 어떤 수술인가요?

손목의 작은 절개만으로 신경을 감압하여 손목터널증후군을 치료하는 방법입니다. 손바닥을 전혀 절개하지 않는 것이 특징입니다. 펀치로 인대를 잘라 내어 손목터널 내 압력을 낮추고 신경을 위한 공간을 확보합니다. 작은 절개창에서도 신경과 인대를 직접 확인하면서 수술할 수 있어 안전합니다. 손바닥을 열지 않기 때문에 전통적 수술의 문제인 기둥통이 거의 없고, 흉터도 손목주름에 가려져 잘 보이지 않습니다. 수술 후 통증이 적어 회복이 빠르며, 1-2주면 일상생활이 가능하고 4주면 회복됩니다. 재발률도 1% 미만으로 낮습니다.

Q2. 손목주름 분절감압술은 어떻게 개발된 방법인가요?

전통적 손바닥 절개 수술의 단점을 해결하기 위해 개발되었습니다. 내시경 수술도 시도되었는데, 손목에 작은 구멍을 뚫고 내시경으로 보며 수술했지만 장비를 다루기 복잡하고 화면으로는 깊이를 파악하기 어려워 신경 손상 위험이 있었습니다. 이런 단점을 보완하기 위해 손목주름 분절감압술이 개발되었습니다.

Q3. 손목주름 분절감압술 수술 후 관리는 어떻게 하나요?

상처 밴드만 갈아 붙이면 됩니다. 수술 직후에는 붕대가 감겨 있는데, 다음 날부터는 붕대 없이 밴드만 붙여도 됩니다. 상처가 깨끗해서 소독은 필요 없고, 땀이 나거나 물이 묻으면 바로 교체하면 됩니다. 손목 보호대는 밤에만 2주 정도 착용하고, 낮에는 자유롭게 손을 쓰면 됩니다. 손바닥 절개 수술과 달리 손 사용을 제한할 필요가 없습니다.

Q4. 손목과 손바닥은 떨어져 있는데 어떻게 손목 상처로 손바닥에 있는 신경까지 압력을 줄여 줄 수 있나요?

피부 밑에 터널을 만들어 손바닥까지 접근하기 때문입니다. 정중신경은 손목터널을 지나 손바닥으로 내려갑니다. 손목주름에 1.5cm 절개를 하고 피부 밑에 공간을 만들어 신경과 인대를 직접 보면서 수술합니다. 얇은 펀치로 두꺼워진 인대를 절제하면 손목터널의 압력이 낮아지면서 신경 압박이 풀립니다. 손목을 기준으로 위아래로 터널을 만들면 손바닥을 열지 않고도 인대 전체를 확인하며 수술할 수 있어 불완전 절제 위험을 줄일 수 있습니다.

Q5. 손목주름 분절감압술은 국소마취만으로 수술이 가능한가요?

네, 가능합니다. 다만 팔에 감는 지혈대가 시간이 지나면 저리고 불편해서 가벼운 전신마취를 함께 하는 편이 낫습니다. 통증이 적어서 팔마취는 불필요합니다. 고령자나 심장, 폐 질환이 있는 환자는 전신마취 없이 국소마취만으로 안전하게 수술받을 수 있습니다.

Q6. 국소마취 주사가 많이 아프다는데, 마취 주사 통증을 줄이는 방법이 있나요?

네, 여러 가지가 있습니다. 가장 좋은 방법은 가벼운 전신마취 상태에서 국소마취 주사를 맞는 것으로, 주사 통증을 전혀 느끼지 못합니다.

수면마취 없이 국소마취만 할 때도 통증을 줄이는 방법이 있습니다. 국소마취약에 소량의 탄산수소나트륨을 섞어서 산성을 중화하면 주사할 때 타는 듯한 통증이 줄어듭니다. 마취약을 체온 정도(37도)로 데워서 사용하고, 30-60초 이상 천천히 주입하면 조직이 갑자기 팽창하는 통증을 막을 수 있습니다. 주사 직전에 손가락으로 문지르거나 진동을 주면 바늘이 들어갈 때 통증이 줄어들고, 리도카인 젤 같은 표면 마취제를 미리 바르는 것도 도움이 됩니다. 이런 방법을 쓰면 원래 통증의 10-20% 정도만 느끼게 됩니다.

Q7. 손목터널증후군 수술에 사용하는 마취 방법의 종류와 특징은 무엇인가요?

국소마취, 수면마취, 팔마취, 전신마취가 있습니다. 국소마취는 안전하지만 수술 중 지혈대 압박감을 느낄 수 있고, 수술 소리나 기구 움직임을 의식해서 불안해하는 환자가 있습니다. 국소마취제 알레르기는 드물지만 가능성은 있습니다. 수면마취는 편안하지만 일부 환자에서 호흡곤란, 메스꺼움, 어지럼증, 일시적 기억력 저하가 나타날 수 있고, 고령자는 회복이 더뎌서 당일 퇴원이 어려울 수 있습니다. 팔마취

　　　　　손저림의 흔한 원인 손목터널증후군

는 수술 중 통증이 없지만, 수술 후 24-48시간 동안 팔 전체가 마비되어 움직이지 못하므로 다치지 않도록 주의해야 합니다. 전신마취는 편안하게 수술받을 수 있지만 호흡기와 심장에 부담을 줄 수 있고, 수술 후 목 통증, 구토, 두통이 생길 수 있습니다.

Q8. 손목주름 분절감압술을 할 때 가장 적합한 마취 방법은 무엇인가요?

국소마취와 가벼운 전신마취를 함께 하는 것입니다. 절개가 작고 수술 시간이 짧아서 가벼운 마취로도 충분합니다. 기도 삽관 없이 마스크로 가볍게 잠들게 한 후 손목에 국소마취를 하면, 환자는 편안하게 수술받고 깨어날 때도 통증이 적습니다.

마취과 전문의가 환자 상태를 감시하므로 수면 유도보다 안전합니다. 전신마취가 부담스러운 환자는 국소마취만으로 수술하면 됩니다.

Q9. 손목주름 분절감압술의 절개 부위와 흉터는 어떻게 되나요?

손목 안쪽 주름에 1.5cm 절개합니다. 초기에는 상처가 도드라져 보일 수 있지만, 주름선과 겹쳐서 시간이 지나면 잘 보이지 않습니다. 3-6개월에 걸쳐 색이 옅어지고 흔적이 줄어듭니다.

Q10. 손목주름 분절감압술도 신경을 직접 확인하면서 수술하나요?

네, 직접 확인하면서 수술합니다. 구조물이 잘 보이지 않으면 기구를 조금씩 이동시키며 반복적으로 확인하고, 해부학적 기준점을 이용해 접근합니다. 병이 많이 진행되어 구조가 명확하지 않은 경우에도 마찬가지입니다. 보이지 않는 상태에서 절개가 이루어지는 일은 없으며, 신경을 확인한 후에 인대를 절제합니다.

Q11. 손목주름 분절감압술은 입원이 필요한가요?

2-3일 입원을 권합니다. 당일 퇴원도 가능하지만 통증 조절과 마취에서 깨어나는 시간, 안전을 고려하면 입원하는 것이 좋습니다. 고령이거나, 당뇨나 심장질환이 있거나, 혈전방지제를 복용하거나, 집에서 돌봐 줄 사람이 없으면 더욱 그렇습니다.

Q12. 손목주름 분절감압술 후 통증 관리는 어떻게 하나요?

처방받은 진통제로 충분합니다. 통증이 심하지 않아서 대부분 "특별히 아픈 데 없다"거나 "저린 게 없어져서 좋다"고 합니다. 수술 직후 당기거나 욱신거리는 느낌이 있을 수 있지만, 진통제로 조절됩니다. 간이나 신장이 나빠서 진통제를 못 먹는 환자도 있는데, 그래도 많이 아파하는 경우는 드뭅니다. 실밥 제거 후에는 아프면 1-2주 더 약을 먹고 안 아프면 끊습니다.

5-3-2 장점과 환자 만족도

손목주름 분절감압술의 장점은 기둥통과 흉터가 거의 없고, 회복이 빠르고, 양손 동시 수술이 가능하다는 점입니다. 내시경 수술과 비교해도 안전성이 높습니다. 내시경은 신경 압박이 심하거나 인대와 신경이 유착된 경우 분리가 어려워 신경 손상 위험이 있고, 기구 삽입 과정에서 다른 신경이나 혈관이 다칠 가능성도 있습니다. 반면 손목주름 분절감압술은 유착이 심한 경우에도 보면서 신경을 분리할 수 있고, 재수술이 필요할 때도 기존 흉터를 피해 접근할 수 있어 유리합니다. 수술 직후부터 통증이 적고 손을 쓸 수 있어 양손을 동시에 수술할 수 있습니다. 일상 복귀도 2-3주면 가능합니다. 국소마취만으로 가능합니다.

Q&A

Q1. 손목주름 분절감압술은 왜 기둥통이 적은가요?

손바닥을 절개하지 않기 때문입니다. 기둥통은 손바닥을 절개할 때 피부 신경이 손상되거나 구조가 약해지면서 생깁니다. 손목주름 분절감압술은 손목만 절개하기 때문에 손바닥 구조가 보존되고 피부 신경도 손상되지 않아 기둥통이 적습니다.

Q2. 일상 복귀가 빠른 이유는 무엇인가요?

상처 회복이 빠르고 통증이 적기 때문입니다. 수술 후 1-2주 만에 글쓰기, 타이핑, 가벼운 가사일 같은 일상생활을 시작할 수 있습니다. 손바닥은 일상생활에서 계속 사용하는 부위라서 상처가 있으면 회복이 늦어집니다. 손목주름법은 손바닥을 건드리지 않아 복귀가 빠릅니다.

Q3. 손목주름 분절감압술이 감염이나 합병증 위험이 적은 이유가 무엇인가요?

손바닥을 건드리지 않고 손목주름 부위에만 작은 절개를 하기 때문입니다. 절개 범위가 작아서 출혈과 부종이 적고, 조직 손상이 적어서 회복이 빠르고, 심각한 합병증도 드뭅니다.

Q4. 손목 부위를 수술하면 절개 부위가 잘 안 붙을 것 같은데 괜찮나요?

네, 괜찮습니다. 손목은 계속 움직이는 부위라서 상처가 터지거나 잘 낫지 않는 경우가 있었습니다. 손목의 움직임을 고려한 특수 봉합법을 적용하고, 의료용 접착제로 보강하는 방법을 개발했습니다. 봉합실이 피부 안쪽에서 장력을 분산시키고, 접착제가 표면을 덮어 상처가 벌어지는 것을 막아 줍니다.

Q5. 손목주름 분절감압술은 손바닥 절개 수술에 비해 비용이 더 많은가요 적은가요?

회복이 빠르기 때문에 총 비용이 적습니다. 직장인은 업무 공백이 줄고, 주부는 가사에 빨리 복귀할 수 있습니다. 전통적인 손바닥 절개 수술은 통증과 흉터 때문에 회복이 더뎌서 직장 복귀가 4-6주 이상 걸리고, 기둥통이 심한 경우 6개월이 넘게 걸릴 수도 있습니다. 소득 손실이나 대체 인력 비용이 발생합니다. 손목주름법은 다음 날부터 활동이 가능해서 간접 비용을 줄여 줍니다.

Q6. 손목주름 분절감압술은 양손을 동시에 수술할 때도 유리한가요?

네, 유리합니다. 손목주름법은 수술 후 통증이 적고, 바로 일상생활이 가능합니다. 양손을 동시에 수술해도 젓가락질, 칫솔질, 옷 입기 같은 활동을 할 수 있어서 보호자의 도움이 필요 없습니다. 양쪽을 한 번에 수술하면 한 손씩 두 번 하는 것보다 전체 회복 기간이 짧아집니다.

Q7. 손목주름 분절감압술은 수술 직후부터 손을 써도 문제없나요?

네, 문제없습니다. 수술 전에는 몇 주 쉬려고 생각했던 환자도 통증이 적어서 수술 당일부터 가벼운 활동을 시작합니다. 손을 일찍 써도 재발이 적습니다. 다만 무리하게 손을 쓰면 회복이 늦어지고 부기가 오래갈 수 있으므로, 2-3일은 쉬면서 회복하는 것이 좋습니다. 쉴 수 없는 상황이라면 진통제를 복용하고, 틈틈이 냉찜질하고, 손을 높이 올리고, 무거운 물건은 당분간 피하는 등 주의가 필요합니다.

Q8. 나이가 많거나 당뇨, 심장병 같은 기저질환이 있어도 손목주름 분절감압술을 받을 수 있나요?

네, 받을 수 있습니다. 국소마취만으로도 수술이 가능하고, 수술 시간도 15-20분으로 짧아서 부담이 적습니다. 상처 회복이 빠르고, 당뇨 환자에서 흔히 문제가 되는 상처 감염 위험도 낮습니다. 출혈이나 부기도 적어서 혈전방지제를 먹는 심혈관질환 환자도 수술받을 수 있습니다.

Q9. 뇌혈관이나 심혈관질환 때문에 항혈전제를 먹고 있는데, 손목주름 분절감압술 전에 꼭 끊어야 하나요?

아니요, 대부분 끊을 필요 없습니다. 손목주름법은 출혈이 적어서 약을 유지한 채 수술할 수 있습니다. 항혈전제는 임의로 중단하면 안 됩니다. 복용 유지 여부는 처방한 주치의와 수술 의사가 혈전 위험과 출혈 위험을 함께 평가해 결정해야 합니다.

와파린 같은 강한 항응고제를 복용하는 경우에는 혈액검사로 출혈 위험이 높지 않은지 확인한 후 수술합니다.

5-3-3 결과가 좋고 안전성이 뛰어난 손목주름 분절감압술

안전성이 높은 수술입니다. 합병증 발생률은 1-2%에 불과하며, 전통적 손바닥 절개술의 5-10%보다 낮습니다. 안전성이 높은 이유는 수술 접근이 다른 덕분입니다. 작은 절개로 조직 손상을 줄이고, 손바닥의 중요한 구조물을 건드리지 않아 신경이나 혈관 손상 위험성이 낮습니다. 의사의 숙련도가 핵심입니다. 좁은 절개창에서 신경을 확인하며 수술하려면 해부학적 지식과 풍부한 경험이 필요합니다. 경험이 부족하면 인대 제거가 불완전해서 재발률이 올라가거나 조직이 들러붙을 수 있습니다.

Q&A

Q1. 손목주름 분절감압술도 위험할 수 있나요?

네, 모든 수술에는 위험이 따릅니다. 절개가 작다고 해서 위험이 없는 것은 아니며, 드물지만 출혈, 감염, 상처 벌어짐 같은 합병증이 생길 수 있습니다. 인대가 충분히 제거되지 않아서 증상이 남을 수도 있습니다.

손목주름법은 난이도가 있어서 숙련도가 중요하고, 경험이 부족한 의사가 수술하면 위험할 수 있습니다.

Q2. 당뇨가 있는데 손목주름 분절감압술 받을 때 주의할 점이 있나요?

혈당 관리가 중요합니다. 혈당이 잘 조절되지 않으면 상처 회복이 늦고 감염 위험이 올라갑니다. 수술 전후로 혈당을 200 이하로 유지하는 것이 좋습니다.

Q3. 손목터널증후군 수술 후 증상이 더 나빠질 수도 있나요?

네, 드물지만 있습니다. 수술 직후에는 신경이 예민해져서 저림, 무딤, 통증이 심해진 것처럼 느껴질 수 있습니다. 마취가 풀리면서 나타나는 감각 변화나 일시적인 부종 때문이며, 며칠에서 몇 주 안에 좋아집니다. 간혹 신경의 작은 가지가 손상되거나, 인대가 충분히 제거되지 않아서 압박이 남는 경우도 있습니다. 숙련된 의사가 정확하게 수술하면 이런 위험은 줄어듭니다. 증상이 계속 악화되거나 한 달 이상 지속되면 진료를 받아야 합니다.

Q4. 손목주름 분절감압술이 실패하는 경우도 있나요?

네, 있습니다. 가장 흔한 이유는 불완전 감압입니다. 정중신경을 누르는 인대를 충분히 제거하지 못하면 압박이 남아서 증상이 낫지 않거나 다시 나타날 수 있습니다. 수술 중 신경의 작은 가지가 손상되는 경우도 있습니다. 절개 부위가 작다 보니 해부학적 구조에 익숙하지 않은 의사가 수술하면 위험이 커집니다. 경험이 많은 의사는 신경을 감압하면서도 손상은 피할 수 있어서 성공률이 높습니다.

 손저림의 흔한 원인 손목터널증후군

Q5. 손목주름 분절감압술 후 힘 빠지는 마비가 올 수 있나요?

네, 드물지만 있습니다. 수술 과정에서 정중신경의 작은 가지가 손상되면 엄지를 맞대는 기능이 마비될 수 있습니다. 전체 환자 중 0.1% 미만에서 발생합니다. 약간 힘 빠지는 증상은 대부분 몇 주 안에 회복되고, 영구적인 마비는 드뭅니다.

Q6. 수술 후 상처에서 진물이 나오는데 괜찮은가요?

대부분 괜찮습니다. 손목 상처는 진물이 나오거나 물집이 생기거나 피부 표면이 약간 검게 변하는 경우가 흔하지만, 시간이 지나면 자연스럽게 아뭅니다. 의료용 접착제로 봉합 부위를 보강하면 이런 문제를 줄일 수 있습니다. 다만 진물이 계속 많이 나오거나 냄새가 나고, 상처 주위가 빨갛게 부어오르거나 열이 나면 감염 신호일 수 있습니다. 이럴 때는 진료를 받아야 합니다. 물집을 터뜨리거나 상처를 반복적으로 만지면 감염 위험이 높아집니다.

Q7. 손목주름 분절감압술의 부작용에는 어떤 게 있나요?

출혈, 상처 감염, 일시적인 감각 둔화, 불완전 감압, 드물게 신경 손상입니다. 불완전 감압은 인대를 충분히 절개하지 못해 신경 압박이 남는 것을 말합니다.

Q8. 수술 후 문제가 생기면 꼭 수술받은 병원에 가야 하나요?

네, 그렇게 하는 것이 좋습니다. 수술을 집도한 의사가 환자의 상태와 수술 과정을 잘 알기 때문에 빠르고 안전하게 대처할 수 있습니다. 다른 병원에서는 수술 기록을 확인하고 상황을 파악하는 데 시간이 걸리고, 수술 방법에 따라 대처가 달라질 수 있습니다.

Q9. 수술 후 갑자기 열이 나거나 통증이 심해지면 어떻게 해야 하나요?

즉시 병원에 가야 합니다. 갑자기 열이 나고 통증이 심해지며 붓고 빨갛게 변한다면 감염 가능성이 높습니다. 38도 이상의 열이 나거나 상처에서 고름 같은 것이 나오면 응급 상황일 수 있습니다. 병원에서는 혈액검사로 감염 여부를 확인하고, 필요하면 항생제 치료를 시작하거나 고름을 빼내는 처치를 합니다. 빠르게 대응하면 대부분 잘 치료되지만, 방치하면 힘줄이 손상되거나 패혈증 같은 심각한 합병증이 생길 수 있습니다.

Q10. 손목주름 분절감압술 수술 후 복합부위통증증후군(CRPS)이 생길 수도 있나요?

아니요, 거의 생기지 않습니다. 복합부위통증증후군(CRPS)은 손이 붓고 피부색이 변하거나, 가벼운 자극에도 극심한 통증이 계속되는 것이 특징입니다. 손목주름 분절감압술은 수술 후 통증이 적어 CRPS 발생률이 낮습니다. 전통적인 손바닥 절개 수술은 통증이 크고 회복이 오래 걸려 CRPS가 생길 가능성이 비교적 높습니다.

Q11. 수술 후 감염을 막으려면 어떤 점을 조심해야 하나요?

상저에 물이 닿지 않게 하고 청결을 유지해야 합니다. 땀이나 먼지, 세균이 많은 환경은 피하고, 상처를 긁거나 세게 누르는 것도 피해야 합니다. 무거운 물건을 들거나 손에 압력이 가해지는 동작도 피해야 합니다. 처방받은 항생제가 있다면 끝까지 복용하고, 소독은 의사의 지시대로 합니다.

Q12. 모든 환자에게 손목주름 분절감압술을 할 수 있나요?

아니요, 모든 경우에 가능한 것은 아닙니다. 손목 변형이 심하거나 과거 외상으로 해부학적 구조가 달라진 경우, 전통적인 손바닥 절개 수술이 적합합니다. 손목터널 안에 낭종이나 종양이 있어 넓은 시야가 필요한 경우에도 마찬가지입니다. 다만 손바닥 수술 후 흉터와 유착이 남은 환자라면, 손목에서 접근하는 손목주름 분절감압술이 적합할 수 있습니다.

Q13. 손목주름 분절감압술이 다른 수술보다 어려운 이유는 무엇인가요?

수술 시야가 좁기 때문입니다. 작은 절개 부위로 정중신경, 혈관, 힘줄이 모여 있는 손목터널에 접근해야 하므로 정밀한 기술이 필요합니다. 해부학적 구조를 정확히 알지 못하거나 방향을 잘못 잡으면 신경이나 혈관을 다칠 위험이 있습니다. 좁은 공간에서 특수 펀치 기구를 정확하게 조작하려면 숙련된 손끝 감각이 필요합니다. 전통적 수술은 넓게 열어서 보면서 하지만, 손목주름 분절감압술은 제한된 시야에서 하므로 숙련도가 결과에 큰 영향을 미칩니다.

Q14. 손목주름 분절감압술은 어렵다는데, 안전하게 수술하려면 어떤 훈련이 필요한가요?

체계적인 훈련이 필요합니다. 먼저 손목의 해부학적 구조를 이해하고, 카데버(해부용 시신)나 모형으로 충분히 연습해야 합니다. 경험 많은 의사의 수술을 관찰하고, 보조 역할부터 시작해서 집도까지 나아가는 과정이 필요합니다. 처음 10례 정도는 숙련된 의사의 감독 하에 진행하는 것이 안전합니다. 수술 후에는 결과를 분석하고, 문제가 있었다면 원인을 찾아 개선해야 합니다.

Q15. 환자에게 손목주름 분절감압술을 하는 병원이 적은데 어떻게 찾아야 하나요?

수술 경험이 많은 의사가 있는지 확인해야 합니다. 수술 건수, 합병증 발생률, 환자 만족도 등을 물어보는 것이 좋습니다. 병원이 적어서 멀리까지 가야 할 수도 있고, 수술 대기 시간이 길어질 수 있습니다.

　손저림의 흔한 원인 손목터널증후군

Q16. 손바닥 절개 수술 후 재발한 환자를 손목주름 분절감압술로 재수술할 수 있나요?

네, 가능합니다. 손목 쪽에서 접근하기 때문에 흉터와 유착이 남아 있는 손바닥을 다시 열 필요가 없고, 새로운 경로로 정중신경 압박을 해소할 수 있습니다. 회복이 빠르고 손바닥에 새로운 흉터가 생기지 않으며, 재수술의 성공률도 높습니다.

Q17. 손목주름 분절감압술로 손목 해부학적 구조가 특이한 환자(심한 변형, 골절, 외상 병력)도 수술할 수 있나요?

아니요, 권장하지 않습니다. 손목에 변형이 심하거나 과거 외상으로 뼈, 인대, 신경 주위 구조가 달라진 환자는 손목주름법으로는 시야 확보가 어렵고, 신경이나 혈관 손상 위험이 높아집니다. 이 경우 전통적인 손바닥 절개 수술이 안전합니다.

수술 전 CT나 MRI 등으로 손목 내부 구조를 확인해야 합니다.

Q18. 손목주름 분절감압술 후 손을 너무 빨리 혹은 무리하게 쓰면 문제가 생길 수 있나요?

대부분 문제가 생기지 않습니다. 수술 다음 날부터 글쓰기, 타이핑, 가벼운 물건 잡기 같은 일상 동작을 시작해도 괜찮습니다. 다만 무거운 물건을 들거나 손목에 강한 힘이 가해지는 동작은 2-3주간 피하는 것이 좋습니다.

손목주름 분절감압술의 재발률은 숙련된 의사가 집도할 경우 매우 낮습니다. 절개 부위가 손바닥이 아니어서 흉터 조직이 생기지 않고, 신경 주변 유착이 거의 없기 때문입니다.

수술 후에 손을 무리하게 사용하는 것은 재발 자체와는 관계가 크지 않지만, 회복 초기에는 과도한 사용을 피하는 것이 좋습니다.

전통적 손바닥 절개 수술은 인대를 절개만 하기 때문에 인대가 다시 붙으면서 재발할 수 있고, 피부와 피하 조직의 흉터가 인대와 유착되어 압박이 생길 수 있습니다.

Q&A

Q1. 재발률이 가장 낮은 수술법은 무엇인가요?

손목주름 분절감압술입니다. 손바닥 절개 수술의 재발률이 10-20% 인 반면, 손목주름법은 1% 미만입니다. 손바닥을 손상시키지 않아서 흉터 조직이 유착되어 압박하는 일이 거의 없습니다. 기둥통이 거의 없어서 손을 편하게 쓰고 재활 운동을 빨리 시작할 수 있습니다.

Q2. 손목주름 분절감압술도 재발할 수 있나요?

네, 드물지만 재발할 수 있습니다. 당뇨나 갑상선 질환 같은 기저질 환이나 골절 등이 있으면 재발 위험이 높아질 수 있습니다.

Q3. 손목주름 분절감압술의 재발률이 낮은 이유는 무엇인가요?

세 가지 이유가 있습니다. 첫째, 인대를 절제해서 약 3mm의 틈이 생기고, 이 공간으로 신경이 바로 자리를 잡을 수 있습니다. 둘째, 이 틈 때문에 인대가 다시 붙기 어렵습니다. 셋째, 인대 바로 위의 피부와 피하 조직을 절개하지 않기 때문에 흉터 조직이 인대와 유착되어 손목터널을 다시 압박하는 현상이 없습니다.

Q4. 재발하면 반드시 재수술을 해야 하나요?

아니요, 재발 환자의 일부만 수술합니다. 증상이 가볍고 일상생활에 지장이 없다면 약물치료, 주사치료, 손목 보호대 같은 보존적 방법으로도 조절할 수 있습니다. 수술 직후의 일시적 재발이나 가벼운 저림은 생활습관 관리와 휴식만으로도 호전되는 경우가 많습니다. 하지만 감각이 점점 둔해지고 손 힘이 약해져서 젓가락질이나 단추 채우기 같은 세밀한 동작이 어려워진다면 신경 손상이 진행 중이라는 신호입니다. 엄지손가락 근육이 위축되거나 물건을 자주 떨어뜨리면 빨리 병원에 가야 합니다.

Q5. 손목주름 분절감압술로 여러 번 재수술이 가능한가요?

가능할 것으로 생각됩니다. 다른 수술을 받은 환자들은 재수술을 여러 번 한 경우가 있지만, 손목주름법은 재발 자체가 적어서 여러 번 재수술한 경우가 없었습니다. 손바닥을 건드리지 않아 유착이 적고 접근

경로가 보존됩니다.

Q6. 손을 많이 쓰는 직업이면 손목주름 분절감압술 후에도 재발률이 높아지나요?

아니요, 큰 차이가 없습니다. 손을 많이 쓰는 직업군이 재발 위험이 높다고 알려져 있지만, 재발률을 좌우하는 가장 큰 요소는 수술 방법입니다. 전통적인 손바닥 절개 수술은 손바닥에 흉터가 남아서 유착이 생기고, 손을 많이 쓸수록 재발률이 높아집니다. 손목주름 분절감압술은 손바닥을 건드리지 않아서 유착이 거의 없으므로 손을 많이 써도 재발이 드뭅니다.

5-3-5 손목주름 분절감압술의 적용 대상과 비용

적용 대상이 넓습니다. 국소마취만으로 가능해서 고령자, 심장질환자, 폐질환자도 수술받을 수 있으며, 임신부에서도 비교적 부담이 적습니다. 회복이 빨라 양손 수술이 필요할 경우 한 번에 수술할 수 있습니다.

모든 환자에게 맞는 것은 아닙니다. 손목 골절로 변형이 심한 경우, 선천적인 해부학적 이상이 있는 경우, 손목터널 안에 큰 낭종이나 종양이 있는 경우는 손바닥 절개 수술이 안전합니다.

수술비는 기존 수술과 비슷하지만 회복이 빨라서 총 비용이 줄어듭니다.

Q1. 임산부도 손목주름 분절감압술로 수술받으면 더 안전한가요?

네, 다른 수술보다 안전합니다. 국소마취만으로 진행할 수 있어서 전신마취가 필요 없고, 산모와 태아 모두에게 부담이 적습니다. 절개 부위가 작아서 출혈과 감염 위험이 낮고, 수술 시간이 15-20분으로 짧아서 마취제의 양도 최소화됩니다. 임신 중에는 호르몬 변화와 체액 증가로 손목이 붓고 증상이 심해질 수 있는데, 출산 후 부기가 빠지면서 증상이 좋아지는 경우가 많습니다. 증상이 심해서 일상생활이 불가능한 경우가 아니라면 출산 후까지 기다려보는 것이 좋습니다. 수술이 필요하다면 임신 중기(4-6개월)가 안전하며, 산부인과와 협의해서 결정해야 합니다.

Q2. 손목주름 분절감압술의 비용이 다른 수술에 비해서 어떤가요?

수술 비용은 비슷하지만 전체 비용이 저렴할 수 있습니다. 다른 수술과 마찬가지로 일부 건강보험이 적용됩니다. 회복이 빨라서 병가 기간이 줄고 간접 비용이 절약되므로, 장기적으로는 경제적입니다.

Q3. 손목주름 분절감압술을 권하는 가장 큰 이유를 간단히 알려 주세요.

통증이 적고 회복이 빠릅니다. 흉터가 손목주름에 작게 남아서 미용적인 만족도도 높습니다. 1-2주면 직장이나 일상생활에 복귀할 수 있습니다. 재발률도 1% 미만으로 낮아서 장기적으로 안정적입니다.

5-4

손바닥 절개술과 손목주름 분절감압술의 비교와 선택 가이드

5-4-1 수술 방법과 과정 비교

손목터널증후군 수술의 목표는 정중신경을 누르는 두꺼워진 인대를 끊어서 압박을 해소하는 것입니다. 전통적인 손바닥 절개 수술과 손목주름 분절감압술은 원리는 같지만, 접근 방법과 회복 과정에서 큰 차이가 있습니다.

손바닥 절개 수술은 손바닥을 넓게 열어서 신경과 주변 구조를 보면서 수술합니다. 시야가 넓어서 난이도는 쉬운 편입니다. 종양이나 낭종이 있거나, 골절로 인한 변형, 손목 구조가 특이한 경우에도 대처가 가능합니다. 다만 손바닥에 흉터가 남고 기둥통이 생겨서, 회복 기간이 길고 불편을 겪는 경우가 많습니다.

손목주름법은 손바닥 대신 손목 부위를 작게 절개합니다. 손바닥을 건드리지 않으므로 흉터와 기둥통이 거의 없고, 수술 직후부터 손을 쓸 수 있습니다. 합병증과 재발률도 낮아서 양손을 동시에 수술해야 하는 환자에게도 적합합니다.

다만 기술적으로 까다롭습니다. 절개 범위가 좁아서 정밀한 조작이 필요하고, 경험이 부족하면 인대를 충분히 자르지 못하거나 신경을 다칠 수 있습니다. 손목주름법을 할 수 있는 병원은 많지 않고, 의사의 숙련도가 결과를 좌우합니다.

두 수술 모두 신경 감압이라는 목적은 달성할 수 있습니다. 전통적 수술은 시야 확보와 변이에 대한 대응이 강점이지만, 종양이나 변이는 드물기 때문에 대부분의 환자에게는 손목주름법이 유리합니다.

Q1. 전통적 손바닥 절개 수술과 손목주름 분절감압술은 어떻게 다른가요?

손바닥 절개 수술은 손바닥 중앙을 3-5cm, 손목주름 분절감압술은 손목 안쪽 주름을 1.5cm 절개합니다. 전통적 수술은 정중신경과 두꺼워진 인대를 드러내고 수술합니다. 수술 방법이 쉽고 시야가 넓어서 종양이나 해부학적 변이에 대응할 수 있습니다. 손목주름법은 특수 기구를 이용해 인대를 절제합니다. 손목주름에 숨겨져서 흉터가 눈에 띄지 않고, 기둥통이 거의 없습니다. 손목은 손바닥에 비해 상처 치유도 빠르고 감염 위험도 낮습니다.

Q2. 절개 부위에 따라 흉터, 통증, 회복 속도가 다른가요?

네, 손목주름법이 유리합니다. 전통적인 손바닥 절개 수술은 흉터가 손바닥 한가운데 크게 남아서 눈에 띄고, 컵을 잡거나 문을 열 때 손바닥에 힘이 가해지면 흉터가 눌려서 통증이 계속됩니다. 흉터가 두꺼워지거나 당김이 계속되면 재활이 늦어지고 일상 복귀도 지연됩니다. 손목주름법은 절개 부위가 손목주름에 숨어서 보이지 않으며, 손바닥 기둥통이 거의 없습니다. 상처가 작아서 관리도 간단하고, 실밥을 제거한 직후부터 가벼운 손 사용이 가능하며, 무거운 물건을 드는 것도 3-4주 안에 회복됩니다. 전통적 수술은 6-8주의 회복 기간이 필요하지만, 손목주름법은 1-2주면 대부분의 일상생활이 가능합니다.

Q3. 피부 절개 방식에 따라 수술 후 일상에 복귀하는 과정이 어떻게 다른가요?

손바닥 절개는 회복에 6-8주가 걸리지만, 손목 절개는 1-2주면 대부분의 활동이 가능합니다. 손바닥 절개는 젓가락질, 펜 잡기, 바닥 짚기, 빨래 짜기처럼 손바닥을 쓰는 동작에서 통증이 생기고, 흉터 당김 때문에 세밀한 손동작이 어렵습니다. 반면 손목주름법은 손바닥을 보존하기 때문에 이런 불편이 거의 없습니다.

Q4. 두 수술은 신경을 확인하는 방식이 어떻게 다른가요?

손바닥 절개 수술은 넓게 열어서 보고, 손목주름 분절감압술은 작은 절개 후 터널로 확인합니다. 손바닥 절개 수술은 시야가 확보되어 신경과 주변 구조를 볼 수 있습니다. 손목주름법은 절개가 작아서 시야가 제한적이지만, 전용 기구를 써서 안전하게 신경을 확인하고 수술합니다. 다만 좁은 시야에서 수술하기 때문에 의사의 경험과 기술이 중요합니다.

Q5. 두 수술은 수술 후 부기나 흉터에서 어떤 차이가 있나요?

손목주름 분절감압술이 부기도 빨리 빠지고 흉터도 덜 남습니다. 전통적인 손바닥 절개 수술은 절개 부위가 손바닥 중앙에 있어서 부기가 빠지지 않고 오래 갑니다. 손바닥은 압박과 마찰을 많이 받는 부위라서 흉터가 두꺼워져 단단해지기 쉽고, 통증이나 감각 이상이 지속될 수 있습니다. 손목주름법은 흉터 자체가 평평하고 옅으며, 주름에 숨어서 눈에 잘 띄지 않습니다.

Q6. 전통적 손바닥 절개 수술과 손목주름 분절감압술은 어떤 수술이 시간이 덜 걸리나요?

비슷합니다. 한 손 기준으로 약 15-20분 걸립니다. 의사의 숙련도, 환자의 해부학적 특성, 유착이나 동반 질환 여부에 따라 달라질 수 있습니다.

손저림의 흔한 원인 손목터널증후군

Q7. 구체적인 수술 절차는 각각 어떻게 진행되나요?

전통적 손바닥 절개 수술은 손바닥을 넓게 열어 인대를 칼로 자르고, 손목주름 분절감압술은 손목에 작은 창을 내어 기구로 인대를 일부 떼어 냅니다. 전통적인 손바닥 절개 수술은 피부, 피하조직, 근막을 넓게 절개한 뒤 정중신경을 확인하고, 두꺼워진 인대를 칼로 자릅니다. 시야가 넓지만 절개 범위가 커서 회복이 더딜 수 있습니다. 손목주름법은 손목주름에 작은 절개창을 내고, 전용 기구를 삽입해서 인대를 조금씩 제거하여 신경을 위한 공간을 만듭니다. 손바닥을 열지 않으므로 상처가 단순하고, 봉합도 간단합니다. 두 방법 모두 신경 압박이 충분히 풀렸는지 확인하고, 부족한 부분이 있으면 보완합니다.

Q8. 수술 방법을 쉽게 비교한다면 어떤 차이가 있나요?

각각 위에서 넓게 보는 방식과, 터널을 뚫어 보는 방식입니다. 전통적 손바닥 절개 수술은 땅을 위에서 파서 하는 공사처럼 넓은 시야를 확보합니다. 신경과 주변 구조물을 한눈에 볼 수 있어서 편하게 수술할 수 있습니다. 손목주름법은 터널을 만들어 하는 공사와 같습니다. 시야는 제한적이지만 숙련된 의사는 작은 창으로도 안전하게 수술할 수 있습니다.

Q9. 손목주름 분절감압술은 왜 기술적으로 어려운가요?

절개가 작고 좁은 공간에서 깊은 부위를 수술하기 때문입니다. 손목터널에는 신경, 혈관, 작은 신경 가지들이 복잡하게 지나가는데 1.5cm의 작은 절개창을 통해 신경을 누르는 인대를 끝까지 제거해야 합니다. 조금만 경로를 잘못 잡아도 신경을 손상시킬 수 있어서, 해부학에 대한 깊은 이해와 섬세한 손 감각이 필수적입니다. 좁은 시야에서 특수 기구를 정확하게 조작하는 기술이 필요하고, 문제가 생겼을 때 대처할 수 있는 경험이 중요합니다.

Q10. 손목주름 분절감압술이 수술하기 어려운데 왜 하나요?

결과가 좋은 수술이기 때문입니다. 수술 후 통증이 거의 없고, 빠른 일상 복귀, 총비용 절약, 짧은 입원 기간, 낮은 재발률 등 환자에게 주는 혜택이 큽니다.

Q11. 두 수술에서 마취 방법은 어떤 차이가 있나요?

전통적 손바닥 절개 수술은 팔 마취, 손목주름 분절감압술은 국소마취가 기본입니다. 전통적인 손바닥 절개 수술은 절개 범위가 넓고 통증이 커서 팔 전체 마취(상완신경총 차단)를 사용하는 경우가 많습니다. 손목주름법은 절개가 작고 통증이 적어서 대부분 국소마취만으로도 진행할 수 있습니다. 팔 전체 마취는 어깨나 겨드랑이, 목 부근에 주사를 맞아야 해서 불편하고, 수술 후 1-2일 동안 팔 전체에 감각이 없고 못 움직여서 입원이 필요합니다. 국소마취는 손목 부위만 마취하므로 수술 후 바로 움직일 수 있고 몇 시간이면 감각이 돌아와서 당일 퇴원

 손저림의 흔한 원인 손목터널증후군

도 가능합니다.

Q12. 고령자나 만성질환 환자(당뇨, 심장질환)에게는 어떤 방법이 더 안전한가요?

손목주름 분절감압술이 더 안전합니다. 국소마취만으로 수술이 가능해서 심폐 부담이 적고, 절개 범위가 작아서 감염이나 상처 치유 지연 위험도 낮습니다. 전통적인 손바닥 절개 수술은 팔 전체 마취가 필요한데, 고령자나 심장질환 환자에게 큰 부담이 될 수 있습니다. 손바닥 절개도 국소마취로 해 볼 수는 있지만, 절개가 크고 손바닥이어서 수술 후 통증이 심하고 회복도 늦습니다. 당뇨 환자는 손바닥의 상처가 잘 아물지 않아서 감염이 되거나 상처가 벌어질 수 있습니다. 손목주름법은 작은 상처로 당뇨나 말초혈관질환이 있거나 항응고제를 복용하는 환자에게도 안전하며, 합병증 위험이 적고 회복도 빠릅니다.

Q13. 두 수술의 입원 기간이 어떻게 다른가요? 급하면 당일 퇴원도 되나요?

손바닥 절개 수술은 5-7일, 손목주름 분절감압술은 2-3일 입원하면 편안합니다. 손바닥 절개 수술은 절개가 크고 수술 후 통증이 심해서 진통제 투여와 상처 관리가 필요합니다. 손목주름법은 절개가 작고 통증이 적어서 당일 퇴원도 가능합니다.

손바닥 절개 수술은 팔마취를 하면 수술 당일 통증은 없으나, 마비 때문에 당일 퇴원이 어렵습니다. 마취가 깨면 통증이 심할 수 있습니다. 손목주름법은 국소마취로 진행하고 통증이 적어서 당일 퇴원이 가능하고, 수면을 유도하는 전신마취를 안 할 경우 입원이 필요 없습니다.

Q14. 쉬는 김에 양손을 동시에 수술하고 싶다면 가능한가요?

손목주름 분절감압술은 가능하고, 손바닥 절개 수술은 어렵습니다. 전통적 손바닥 절개 수술을 양손에 동시에 시행하면 절개 범위가 크고 통증, 부기, 기둥통이 심해져서 일상생활이 거의 불가능합니다. 한 손씩 몇 달 간격을 두고 수술하는데, 회복 기간이 두 배가 되므로 오랫동안 불편을 겪는 환자가 많습니다. 손목주름법은 통증과 부기가 적어서, 양손을 동시에 수술해도 세면, 식사, 타이핑 같은 기본적인 활동이 다음 날부터 가능합니다.

Q15. 재활과 추후 외래 병원비를 포함한다면 최종 비용은 어느 방법이 더 저렴할까요?

손목주름 분절감압술이 경제적입니다. 수술비 자체는 큰 차이가 없습니다. 다만 회복 속도 차이로 인한 간접 비용에서 큰 차이가 납니다. 입원 기간이 손바닥 절개 수술이 더 길어 입원비가 더 나옵니다. 일반 사무직 기준으로 손바닥 절개 수술은 회복이 늦어서 4-6주 동안 일을 못하지만, 손목주름법은 1-2주면 복귀가 가능해서 소득 손실이 줄어듭

     손저림의 흔한 원인 손목터널증후군

니다. 재활 비용에서도 차이가 큽니다. 손바닥 절개 수술은 흉터와 뻣
뻣함 때문에 물리치료나 재활치료를 수개월간 받아야 하지만, 손목주
름법은 손바닥을 건드리지 않아서 별도의 재활이 거의 필요 없습니다.
양쪽 손목터널증후군 수술의 경우, 손목주름법은 양손을 동시에 수술
할 수 있어서 비용이 절약됩니다.

손목터널증후군 수술에서 환자들이 두려워하는 부분 중 하나는 "얼마나 아픈가"입니다. 두 수술법 사이의 통증 차이는 뚜렷합니다.

전통적인 손바닥 절개 수술은 마취가 풀리면 욱신거리는 통증이 시작되고, 손바닥을 조금만 움직여도 아픕니다. 처음 2-3일은 강한 진통제가 필요하고, 이후에도 기둥통이 이어져서 몇 달간 물건을 잡거나 바닥을 짚는 동작이 어렵습니다. 손목주름 분절감압술은 통증이 적습니다. 대부분은 뻐근한 정도의 불편만 느낍니다. 일반 진통제만으로도 조절이 가능하고, 기둥통이 거의 없어서 손바닥 사용이나 수면에 제약이 적습니다.

Q&A

Q1. 수술 직후 통증 정도는 어떻게 다른가요?

손바닥 절개 수술은 통증이 심하고, 손목주름법은 뻐근한 정도입니다. 손바닥 절개 수술은 손바닥 중앙에 상처가 남아서 마취가 풀리면 욱신거림이 시작됩니다. 손을 조금만 움직여도 통증이 느껴지고, 물건을 쥐거나 손바닥으로 체중을 지탱할 때는 통증이 심해서 손 사용을 꺼리게 됩니다.

손목주름법은 절개 부위가 손목주름에 있어서 손바닥이 자극되지 않습니다. 수술 당일 저녁에도 젓가락질이 가능할 정도입니다.

Q2. 수술 후 손을 움직일 때 통증은 어떤가요?

손바닥 절개 수술은 움직일 때 많이 아프고, 손목주름법은 적게 아픕니다. 손가락을 구부리거나 펴는 단순한 동작에서도 손바닥 상처가 당겨져서 통증이 생깁니다. 컵을 잡을 때 손바닥이 눌리면 통증 때문에 물건을 놓치는 경우도 있습니다. 손목주름법은 절개 부위가 손목에 있어서 손바닥이 자극되지 않습니다. 손가락을 움직여도 통증이 적고, 펜 잡기나 키보드 타이핑 같은 가벼운 동작은 수술 직후부터 가능합니다.

Q3. 손목 근처 손바닥이 아픈 기둥통은 어떤 수술법에서 더 많이 생기나요?

손바닥 절개 수술에서 많이 생기고, 환자의 30-40%에서 나타납니다. 손바닥 양쪽의 볼록한 부분(엄지 쪽과 새끼손가락 쪽)을 누르면 아프고, 물건을 쥐거나 바닥을 짚을 때 통증이 심해집니다. 몇 달 동안 손을 못 쓰는 경우도 있습니다. 손목주름법은 손바닥이 아닌 손목 부분만 절개하기 때문에 기둥통이 거의 생기지 않습니다. 간혹 생기더라도 가벼운 정도이고 1-2달 안에 사라집니다.

Q4. 진통제 사용 기간이나 필요성은 두 수술법에서 어떤 차이가 있나요?

손목주름 분절감압술이 진통제가 덜 필요합니다. 손바닥 절개 수술 환자는 통증이 많아서 한 달 가까이 진통제를 꾸준히 복용합니다. 밤에 통증 때문에 잠에서 깨어 추가로 약을 먹는 경우도 있고, 기둥통이 수개월 이상 지속되면 몇 달 동안 진통제를 쓰기도 합니다. 손목주름법은 통증이 적어서 1-2주 정도만 진통제를 복용하면 충분합니다. 통증이 적고 감염이 드물어서 수술 후 약을 전혀 복용 안 하기도 합니다.

Q5. 수술 직후 물건을 잡거나 손바닥을 짚는 동작 가능 여부는 어떤 차이가 있나요?

손바닥 절개 수술은 몇 주간 어렵고, 손목주름 분절감압술은 수술 직후부터 가능합니다. 손바닥 절개 수술을 받은 환자는 통증이 오래 지속됩니다. 반면 손목주름 분절감압술을 받은 환자는 통증이 적어서 가벼운 컵이나 책 정도는 바로잡을 수 있고, 손바닥으로 체중을 지탱하는 동작도 며칠 뒤면 가능합니다.

Q6. 수술 후 통증이 심해 잠을 못 자는 경우는 어느 쪽이 더 많나요?

손바닥 절개 수술이 더 많습니다. 첫 주 동안 손이 욱신거려 숙면을 취하지 못하는 경우가 흔합니다. 통증 때문에 밤에 2-3번씩 깨어 진통제를 추가로 복용하기도 하고, 수면 부족으로 다음 날 피로와 집중력 저하를 겪게 됩니다. 반면 손목주름 분절감압술을 받은 환자는 통증이 적으며 야간 통증이 거의 없습니다. 첫날부터 편안히 잠을 잘 수 있고, 수술 전에 있던 저림 증상까지 사라져서 수술 전보다 편하다고 합니다.

 손저림의 흔한 원인 손목터널증후군

Q7. 냉찜질이나 온찜질도 수술 방법에 따라 다른가요?

네, 손목주름 분절감압술이 손이 덜 갑니다. 손바닥 절개 수술 환자는 부기와 통증이 심해서 초기 1-2주 동안 하루에 4-5회씩 냉찜질을 해야 합니다. 이후에는 온찜질로 전환해 뻣뻣해진 손을 풀어 줘야 회복이 잘 됩니다. 손목주름법을 받은 환자는 부기가 적어서 2-3일 동안 가벼운 냉찜질만으로 충분합니다. 별도의 온찜질 없이 자연스럽게 회복되는 경우가 많습니다.

손목터널증후군 수술은 안전한 수술로 알려져 있지만, 환자들이 걱정하는 부분은 수술 후 나타날 수 있는 합병증입니다. 두 수술은 합병증 양상에서 차이가 있습니다.

손바닥 절개 수술은 감염, 출혈, 혈종, 흉터 비후 같은 합병증이 잘 생깁니다. 손바닥은 땀샘과 세균이 많아서 상처 관리가 어렵고, 흉터가 두껍게 남아서 통증을 유발하는 경우도 있습니다. 수술 직후 48-72시간은 중요한 시기로, 이때 출혈이나 혈종이 생기면 재수술이 필요할 수 있습니다. 감염은 주로 수술 후 3-7일 사이에 나타나며, 발적과 열감, 진물이 동반되면 즉시 치료해야 합니다. 손바닥의 작은 신경 가지가 손상되기 쉬워서 수개월간 기둥통이 나타나기도 합니다.

손목주름법은 상처가 깨끗하게 유지되고 합병증 발생률이 낮습니다. 출혈이나 혈종이 생길 가능성이 적고, 감염 위험도 줄어듭니다. 손바닥 신경을 건드리지 않기 때문에 기둥통이 거의 없으며, 발생하더라도 가볍고 짧게 지나갑니다. 다만 의사의 숙련도가 부족하면 불완전 감압이 생길 수 있습니다.

환자의 전신 상태도 합병증 발생에 영향을 줍니다. 고령자나 당뇨 환자는 상처 회복이 늦어서 감염이나 진물이 쉽게 생길 수 있습니다. 상처가 큰 경우에는 위험이 더 높지만, 조기에 발견해서 치료하면 큰 문제없이 회복됩니다.

Q1. 두 수술법의 합병증(감염, 출혈, 신경 손상, 흉터 문제 등) 발생률이 어떻게 다른가요?

손목주름 분절감압술이 전반적으로 낮습니다. 손바닥 절개 수술은 절개 범위가 크고 손바닥을 열기 때문에 감염, 출혈, 흉터 비후 같은 합병증이 흔합니다. 수술 직후 손바닥 부기가 심하거나 상처가 벌어지고, 흉터 통증이 오래 이어지는 경우도 있습니다. 손목주름법은 감염과 출혈 위험이 낮고, 흉터 문제도 거의 없습니다. 손목주름에 작은 흉터만 남아서 미용적으로도 유리합니다. 다만 의사가 해부학적 구조를 정확히 이해하지 못하거나 숙련도가 부족하면 신경 손상이나 불완전 감압이 생길 수 있습니다. 신경 손상 위험은 두 수술 모두 1% 미만으로 낮습니다.

Q2. 수술 직후 상처에서 진물, 붉어짐, 열감이 나타나면 합병증 신호인가요?

대부분 정상이지만, 감염 가능성도 있습니다. 소량의 맑은 진물이 나오거나 상처 주변이 약간 붉어지는 것은 정상적인 회복 반응입니다. 손바닥 절개 수술에서는 이런 현상이 흔하게 나타나지만 정상적인 치유 과정입니다. 손목주름 분절감압술에서는 이런 증상이 적습니다. 다만 진물이 점점 많아지고 고름이 섞이거나 냄새가 나는 경우, 상처 부위에 열감과 심한 통증이 동반되는 경우는 감염 신호일 수 있습니다.

Q3. 전통적 절개와 손목주름 분절감압술에서 감염 위험은 어떻게 차이가 나나요?

손목주름 분절감압술이 감염 위험이 더 낮습니다. 손바닥 절개 수술의 감염 발생률은 0.1-0.4% 정도이고, 손목주름법은 0.1% 미만입니다. 감염이 발생해도 대부분 피부 표면의 가벼운 감염으로, 항생제 치료나 간단한 처치로 해결됩니다. 심부 감염이나 신경, 힘줄까지 감염되는 경우는 드뭅니다.

Q4. 수술 직후 출혈이나 혈종(피가 고이는 현상)은 어느 수술에서 더 잘 생기나요?

손바닥 절개 수술에서 더 잘 생깁니다. 손바닥은 혈류가 풍부한 부위라서 절개가 크면 출혈 위험이 높고, 피가 고이면 부기와 통증이 심해져서 회복도 늦어질 수 있습니다. 1-2% 정도의 환자에서 혈종이 발생합니다. 손목주름 분절감압술은 손목주름에 작은 절개만 내기 때문에 출혈량이 적고, 혈종 발생률도 0.3-1% 이하입니다. 혈종이 생기더라도 대부분 경미하고 저절로 흡수됩니다.

Q5. 신경 손상 가능성은 두 수술법에서 어떤 차이가 있나요?

두 수술법 모두 신경 손상 위험은 0.1-0.3% 이하로 낮습니다. 손바닥 절개 수술은 시야가 넓어서 정중신경 본체의 심각한 손상은 드물지만, 절개 범위가 크기 때문에 손바닥의 감각 신경 가지가 손상될 가능성이

 손저림의 흔한 원인 손목터널증후군

있습니다. 손바닥 일부의 감각이 둔해질 수 있습니다. 손목주름법은 절개가 작아서 불완전 감압이나 정중신경 손상의 위험이 더 높지만, 숙련된 의사가 시행하면 신경 손상률은 비슷하게 낮습니다. 신경 손상이 생기면 감각 둔화, 저림, 손가락 힘 빠짐 같은 증상이 나타날 수 있으나, 대부분은 시간이 지나면서 회복되고 영구적 손상은 드뭅니다.

Q6. 흉터 문제(두꺼워짐, 통증)는 어떤 수술에서 잘 생기나요?

손바닥 절개 수술에서 많이 발생합니다. 손바닥 흉터가 단단하게 솟아올라서 통증과 압박감을 호소하는 경우가 많고, 물건을 잡거나 손바닥을 짚을 때 흉터가 눌러서 불편감이 심해집니다. 손바닥은 피부가 두껍고 압박을 많이 받는 부위라서 흉터가 비후되기 쉽고, 이런 문제가 몇 달에서 1년 이상 지속되기도 합니다. 손목주름법은 절개가 작고 손목주름에 숨겨져 있어서 흉터가 두꺼워지거나 통증이 생기는 경우가 드뭅니다.

Q7. 수술 직후 통증이 예상보다 심하면 어떤 상태인가요?

통증만으로 상태를 알 수는 없습니다. 환자마다 통증에 대한 민감도, 회복 속도, 심리적 요인에 따라 차이가 크기 때문입니다. 손바닥 절개 수술은 처음 며칠간 통증이 심한 것이 정상입니다. 손목주름법은 수술 후 통증이 적은 편입니다. 어떤 수술이든 진통제를 써도 조절되지 않을 만큼 통증이 극심하면, 감염이나 혈종 같은 합병증을 의심해야 합니다.

Q8. 두 수술 중 상처 관리는 어떤 수술이 간편한가요?

손목주름 분절감압술이 간편합니다. 손바닥 절개 수술은 손바닥에 땀이 많이 나고 테이프가 잘 붙지 않아서 매일 소독이 필요하며, 병원에서 소독받는 것을 권장합니다. 상처가 잘 벌어지고 표면 감염이 생기며, 4주까지도 아물지 않는 경우가 흔합니다. 상처에 물이 닿으면 안 되므로 손을 씻거나 샤워하기 어렵습니다. 손목주름법은 땀이 잘 나지 않는 손목 부위라서 상처가 깨끗해서, 소독 없이 밴드만 갈아 붙이면 됩니다. 방수 밴드를 붙이고 샤워도 가능합니다. 병원에는 실밥 제거할 때만 방문하면 됩니다.

손저림의 흔한 원인 손목터널증후군

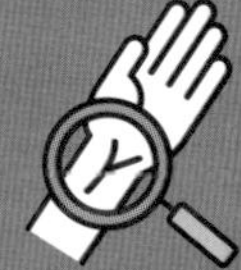

Part 3

회복하기
― 재활, 일상생활, 재발 예방

재활과 회복

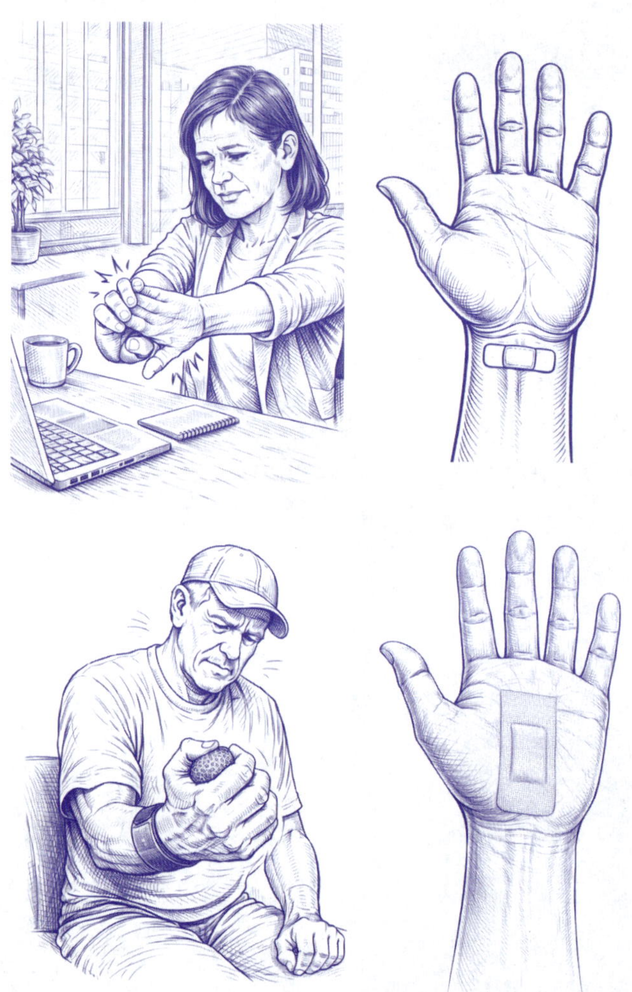

6-1

전통적 손바닥 절개 수술 후 재활, 회복

6-1-1 손바닥 절개 수술 후 재활과 회복 과정

손바닥 절개 수술은 회복이 느려서 수술 후 재활이 필수입니다. 수술하면 신경 압박은 풀리지만 통증, 부기, 흉터 유착, 기둥통으로 인해 손 사용이 어려운 경우가 많습니다. 손을 쓰지 않으면 관절이 굳을 수 있어서, 손가락은 수술 직후부터 움직이고 손목은 실밥 제거 후 단계적으로 운동하는 것이 좋습니다.

수술 후 초기 1-2주는 팔을 높이 올리고 얼음찜질로 통증과 부기를 관리하며, 상처를 건조하게 유지합니다. 주먹 쥐기와 펴기를 하루 3회, 10-15회씩 3세트 반복하고, 손가락 벌리기와 모으기, 엄지손가락 맞대기 운동을 합니다. 손목은 실밥을 뺄 때까지 움직이지 않습니다.

2-4주는 가동범위와 근력 회복 단계입니다. 부드러운 공이나 스펀지를 쥐었다 펴는 악력 운동을 10-15회씩 2-3세트 하고, 손가락 스트레칭을 합니다. 실밥 제거 후부터는 온찜질과 함께 손목 운동을 시작하며,

컵 잡기나 수건 짜기 같은 일상 동작을 시도합니다.

4-6주는 근력 강화와 기능 훈련 시기입니다. 고무밴드로 저항 운동을 하고, 500g 이하의 가벼운 물건으로 손목 굽히기와 펴기 운동을 합니다. 손목 회전 운동을 10회씩 2-3세트 하며, 신경 활주 운동도 병행합니다. 타이핑이나 가벼운 가사노동이 가능해집니다.

6-12주는 일상 복귀와 세밀한 동작 회복 단계입니다. 물병이나 작은 아령으로 본격적인 근력 운동을 하고, 세밀한 작업이나 운동을 시작합니다. 운동은 하루 여러 번 짧게 반복하고, 통증이나 부기가 악화되면 중단하고 의사와 상담합니다. 흉터는 실리콘 겔과 마사지로 관리하며, 무거운 물건 들기나 손바닥 체중 지지는 4-6주 이후부터 합니다.

Q1. 전통적 손바닥 절개 수술 후에는 왜 재활치료와 물리치료가 필요한가요?

관절이 굳는 것을 방지하고 회복을 돕기 위해서입니다. 손바닥 절개 수술은 손바닥 피부뿐 아니라 근육, 인대, 연부조직까지 손상됩니다. 손이 쉽게 붓고 통증 때문에 움직임이 줄어들어서 관절이 빠르게 굳을 수 있습니다. 손가락 관절은 사용하지 않으면 며칠 만에도 뻣뻣해지기 시작합니다. 관절 강직을 막기 위해 수술 직후부터 물리치료, 온찜질, 스트레칭 등으로 관리해야 합니다.

Q2. 수술 후 손목과 손가락 운동은 언제부터 시작해야 하나요?

손가락은 수술 직후부터, 손목은 실밥 제거 후부터 시작합니다. 주먹을 가볍게 쥐고 펴기, 손가락 벌렸다 모으기 같은 단순한 운동부터 반복하세요. 손목은 손바닥 절개 부위가 봉합으로 안정된 뒤, 실밥을 제거하는 14일 이후부터 서서히 움직이는 것이 좋습니다.

Q3. 손바닥 절개 수술 후에 집에서 혼자 운동해도 되나요?

아니요, 병원 재활치료를 받는 것이 좋습니다. 집에서 혼자 움직이는 것만으로는 관절이 충분히 펴지고 구부러지지 않거나 근력이 빨리 회복되지 않을 수 있습니다. 병원 재활치료실에서는 치료사가 관절 운동, 온찜질과 얼음찜질, 근력 강화 운동을 단계적으로 시행해서 손가락이 빨리 유연해지고 통증도 줄어듭니다. 정중신경 활주 운동 같은 전문 운동은 혼자서는 하기 어렵기 때문에 초기에는 치료사의 지도가 필요합니다. 수술 후 4-6주간 주 2-3회 정도 재활치료를 받으면 좋습니다.

Q4. 손바닥 절개 수술 후에는 손을 움직이지 않는 것이 좋은가요?

아니요, 손가락은 바로 움직여야 합니다. 손바닥 절개 수술 후 통증 때문에 손 사용이 제한되지만, 손을 전혀 쓰지 않는 것은 오히려 문제를 일으킵니다. 움직이지 않으면 관절이 굳고 흉터 유착이 심해져서 이후 기능 회복이 어렵습니다. 수술 당일부터 손가락을 천천히 굽혔다 펴는 운동을 시작하고, 점차 횟수와 강도를 늘려가야 합니다. 손목은 상처와 봉합선이 안정된 2주 후부터 움직입니다.

Q5. 물 만지는 일이나 무거운 물건을 드는 것은 언제부터 가능할까요?

물 만지는 일은 2-3주 후, 무거운 물건은 4-6주 후부터 가능합니다. 설거지나 청소처럼 물을 만지는 일은 실밥을 제거한 후부터 가능합니다. 고무장갑을 착용해서 상처를 보호하고, 뜨거운 물이나 자극적인 세제는 피하는 것이 좋습니다. 처음에는 짧은 시간만 하고 점차 늘려 갑니다. 수영이나 전신 목욕 등 물에 오래 담그는 것은 4-6주부터 하는 것이 좋습니다.

손바닥 절개 부위는 압력과 하중이 집중되므로 너무 일찍 힘을 주면 상처가 벌어지거나 통증이 심해질 수 있습니다. 2kg 이상은 6주 이후, 5kg 이상은 8주 이후부터 시도하는 것이 좋습니다.

Q6. 직장 복귀는 어느 시점부터 가능한가요?(사무직, 현장직, 연주자, 운동선수별)

사무직 3-4주, 현장직 6-8주, 연주자 2-3개월, 운동선수 3-6개월 정도 걸립니다. 타이핑 같은 가벼운 업무는 손가락 통증이 줄면 조금씩 시작할 수 있지만, 처음에는 하루 2-3시간 정도로 제한하고 점차 늘려 갑니다. 현장 노동자, 목수, 요리사처럼 힘을 많이 쓰는 직종은 손바닥 기둥통이 남아 있으면 무거운 도구를 다루기 어렵습니다. 피아니스트, 현악 연주자 같은 음악가는 미세한 감각과 반복 동작이 필요해서 처음

　손저림의 흔한 원인 손목터널증후군

에는 짧은 연습부터 시작해서 점진적으로 연습 시간을 늘려야 합니다. 운동선수는 근력과 반사 속도까지 회복해야 합니다. 라켓 운동, 역도, 체조처럼 손에 충격과 하중이 많이 가는 종목은 더 긴 회복 기간이 필요합니다.

Q7. 손바닥 절개 수술 후 일상 복귀가 늦어지는 이유와 대처 방법은 무엇인가요?

상처 치유 지연과 손바닥 통증 때문입니다. 실밥은 2주에 제거하지만 상처가 완전히 아무는 데는 한 달 가까이 걸리는 경우가 있습니다. 손바닥 중앙은 컵을 잡거나 바닥을 짚을 때마다 압박을 받아서 통증이 계속되고, 손을 덜 쓰게 되어 회복이 더뎌집니다. 근력 회복도 늦습니다. 3개월은 되어야 힘이 돌아오며, 그동안 일상생활에 제약이 많습니다. 흉터 부위를 만지면 통증과 이상 감각이 있어서 불편함이 지속됩니다. 극복하려면 손가락과 손목 운동을 꾸준히 해야 합니다. 흉터는 실리콘 겔과 마사지로 유착을 줄이고, 손목 보호대로 과도한 움직임을 제한합니다.

Q8. 손바닥 절개 수술 후에는 손을 무조건 쓰지 말아야 하나요?

아니요, 쉬는 것보다 적절히 움직이는 것이 좋습니다. 손바닥 절개 수술은 회복이 느려서 몇 주간 조심해야 하지만, 너무 오래 쉬고 손을 전혀 쓰지 않으면 관절이 굳고 근력이 떨어져서 회복이 더 늦어집니다. 수술 직후부터 손가락은 가볍게 움직이기 시작해야 합니다. 통증 없는 범위에서 자주, 조금씩 움직이는 것이 좋습니다.

Q9. 손바닥 절개 수술 후 재활치료를 소홀히 하면 어떤 문제가 생기나요?

손가락 강직과 손목 뻣뻣함이 남습니다. 관절 가동범위가 줄어들고, 손을 쓰는 능력이 떨어져서 일상생활이 불편해집니다. 심한 경우 수술로 신경은 풀렸는데도 손 기능이 제한되어 환자 만족도가 떨어집니다. 흉터 유착과 기둥통이 만성화될 수 있어서 회복에 시간이 더 걸립니다.

Q10. 손바닥 절개 수술 후 실밥 제거 전까지 손을 쓰면 안 되나요?

아니요, 가벼운 활동은 가능합니다. 실밥 제거 전이라도 손가락은 움직여야 합니다. 주먹을 가볍게 쥐었다 펴기, 손가락 벌리기 같은 기본 운동은 관절이 굳는 것을 막아 줍니다. 물에 담그거나 무거운 물건을 들거나 손바닥으로 체중을 지탱하는 것은 피해야 하지만, 가벼운 일상 활동은 권장됩니다.

Q11. 손바닥 절개 수술하고 손을 많이 사용하면 수술 부위가 벌어지거나 회복에 문제가 생기나요?

네, 과도하게 쓰면 문제가 생길 수 있습니다. 실밥 제거 전 2주간은 손목을 과도하게 움직이거나 무거운 물건을 들면 상처가 벌어질 위험

 손저림의 흔한 원인 손목터널증후군

이 높습니다. '조금씩 자주, 무리하지 않게' 사용하는 것이 좋습니다. 손가락은 수술 직후부터 가볍게 움직이되, 손목과 손바닥에 힘이 들어가는 동작은 피해야 합니다.

손바닥 절개 수술은 손바닥 중앙을 크게 열기 때문에 회복 과정에서 상처와 흉터 관리가 중요합니다. 절개 부위가 잘 아물지 않거나 흉터가 두꺼워지면 통증과 압박감으로 이어질 수 있으며, 환자들이 "흉터가 아프다", "눌리면 찌릿하다", "두꺼워져서 물건 잡기 힘들다"는 불편을 호소합니다.

수술 후 첫 2주는 감염 위험이 큰 시기이므로 상처가 물에 닿지 않도록 주의해야 합니다. 샤워 시 비닐장갑을 이중으로 착용하고 고무줄로 밀봉하는 것이 좋습니다. 실밥은 수술 후 14일에 제거하며, 당뇨 환자나 고령자는 늦어질 수 있습니다.

흉터는 초기 3개월 동안 붉고 단단하다가 6개월-1년 사이에 점차 옅어집니다. 실밥 제거 후부터는 실리콘 시트나 연고, 마사지로 꾸준히 관리해야 하며, 소홀히 하면 흉터가 두꺼워지거나 켈로이드가 생길 수 있습니다.

흡연과 음주는 상처 치유를 늦추므로 피하는 것이 좋습니다. 단백질과 비타민 C가 풍부한 식단은 회복을 돕습니다.

컴퓨터 작업은 2-3주, 가벼운 요리는 3-4주, 청소와 빨래는 4-6주, 운전은 3-4주 후부터 가능합니다.

Q1. 손바닥 절개 부위 흉터는 어떻게 관리해야 하나요?

실리콘 겔, 흉터 완화 연고, 마사지, 테이핑을 꾸준히 병행합니다. 실밥을 제거한 뒤 1-2주가 지나서 상처기 안정되면 흉터 관리가 필요합니다. 실리콘겔을 하루 2회 이상 꾸준히 사용하면 흉터가 두꺼워지는 것을 예방하고, 시간이 지나면서 부드럽고 옅어집니다. 연고를 바르면서 원을 그리듯 부드럽게 마사지하면 혈액순환이 촉진되고, 흉터 유착을 줄이는 데 효과가 있습니다. 하루 2-3회, 5분씩 꾸준히 하는 것이 좋습니다. 테이핑은 상처 부위의 긴장을 분산시켜서 흉터가 넓어지거나 벌어지는 것을 막아 줍니다. 흉터 관리는 최소 3-6개월 이상 꾸준히 해야 합니다.

Q2. 손바닥 흉터가 두꺼워지거나 딱딱해지면 어떻게 하나요?

스테로이드 주사, 레이저 치료, 실리콘 시트, 압박 마사지로 관리합니다. 손바닥 절개 수술을 받은 환자의 약 20-30%에서 두꺼운 흉터(비후성 반흔)가 생길 수 있습니다. 이런 흉터는 눌릴 때 통증과 압박감을 유발해서 손 사용을 불편하게 만듭니다. 시간이 지나면서 자연스럽게 완화되기도 하지만, 딱딱해진 흉터는 관리가 필요합니다. 스테로이드 주사를 3-4주 간격으로 맞거나, 레이저 치료, 실리콘 시트를 꾸준히 사용하면 점차 부드러워지고 불편도 줄어듭니다. 압박 마사지도 하루 2-3회 꾸준히 하면 도움이 됩니다.

Q3. 손바닥 상처 부위 마사지는 언제부터 해도 되나요?

수술한 지 4주 정도 지나서 상처가 안정되면 가능합니다. 상처가 덜 아문 상태에서 강한 자극을 주면 상처 벌어짐이나 감염 위험이 높아집니다. 연고를 바르면서 살살 눌러 주면 흉터가 부드러워지고 유착이 줄어듭니다.

Q4. 손바닥 절개 수술 후 햇빛에 노출되면 흉터가 더 진해지나요?

아니요, 그렇지 않습니다. 손바닥은 일상생활에서 자연스럽게 햇빛을 피하게 되는 부위이기 때문입니다. 다만 수술 후 6개월 이내에 해변이나 야외 활동으로 장시간 손바닥이 햇빛에 노출된다면 색소침착이 생길 수 있습니다. 자외선 차단제를 바르거나 장갑을 착용하는 것이 도움이 됩니다.

Q5. 수술 후 회복에 도움이 되는 음식은 무엇인가요?

골고루 먹으면 됩니다. 단백질(살코기, 생선, 두부, 계란), 비타민 C가 풍부한 과일과 채소를 포함한 균형 잡힌 식단이면 충분합니다. 기름지고 자극적인 음식, 짠 음식, 단 음식은 염증과 부기를 악화시킬 수 있어서 줄이는 것이 좋지만, 금지하는 음식은 없습니다.

Q6. 손바닥 절개 수술 후 술이나 담배는 언제까지 피해야 하나요?

최소 2-3주는 피하는 것이 좋습니다. 술은 혈관을 확장시켜서 출혈

 손저림의 흔한 원인 손목터널증후군

과 염증을 악화시킬 수 있고, 담배는 혈관을 수축시켜서 산소 공급을 줄이고 상처 치유를 늦출 수 있습니다.

Q7. 손바닥 절개 수술 후 장거리 이동(비행기, 기차, 버스)은 언제부터 가능할까요?

기차나 버스는 바로 가능하고, 비행기는 실밥 제거 후(약 2주)부터 가능합니다. 기차나 버스는 이동 중 손을 심장보다 높게 올리고, 손가락을 가볍게 움직여 주면 좋습니다. 비행기는 기압이 낮아져서 부기가 심해질 수 있으므로 실밥 제거 후(약 2주)가 안전합니다. 비행기 이동이 피치 못할 경우라면 병원에 부탁해서 붕대를 감은 채로 이동하는 것이 좋습니다.

Q8. 손바닥 절개 수술 후 약 복용, 진통제 사용은 어떻게 조절해야 하나요?

처음 2주는 규칙적으로 복용하고, 이후 점진적으로 줄입니다. 통증이 심할 때만 먹는 것보다 정해진 시간에 꾸준히 복용하는 것이 통증 조절에 더 효과적입니다. 2-4주차에는 통증 정도에 따라 서서히 줄여가되, 갑자기 중단하지 말고 점진적으로 감량합니다. 기둥통이 심한 경우에는 통증이 쉽게 가라앉지 않아서 3-6개월까지 약을 사용하기도 합니다.

Q9. 손바닥 절개 수술 후 상처가 붉거나 가려우면 감염인가요?

아니요, 대부분 문제없습니다. 피부가 붉어지거나 가려운 것은 정상적인 회복 과정입니다. 상처가 아물면서 피부가 재생되는 과정에서 나타나는 반응으로, 실밥 제거 후에도 2-3주간은 이런 증상이 흔합니다. 다만 손 전체가 딱딱해질 정도로 심하게 붓거나, 붉은 정도가 더 심해지거나, 붉은 범위가 넓어지면 감염 가능성이 있으므로 병원을 방문해야 합니다.

Q10. 감염 여부는 피검사로 확진할 수 없나요?

피검사는 참고할 수 있지만, 감염 여부를 확진하기는 어렵습니다. 혈액검사에서 염증 수치(CRP, 백혈구 수 등)가 높으면 감염 가능성을 의심할 수 있지만, 수치가 정상이어도 감염이 있을 수 있고, 수치가 높아도 감염이 아닌 경우가 있습니다. 감염 진단은 상처 부위의 증상(부기, 색 변화, 열감, 고름, 통증 악화)을 종합해서 판단합니다.

손저림의 흔한 원인 손목터널증후군

6-1-3 손바닥 절개 수술 후 통증과 감각 회복

손바닥 절개 수술 후에는 통증, 부기, 저림 같은 증상이 일정 기간 나타날 수 있습니다. 신경이 압박에서 풀리면서 회복하는 과정에서 생기는 자연스러운 반응이지만, 환자들은 "수술했는데 왜 아직 아프죠?", "저림이 없어지지 않으면 수술이 실패한 건가요?"라고 불안해합니다. 손가락이 굳거나 손목이 뻣뻣해지는 문제는 수술 자체보다는 수술 후 재활 부족, 흉터 유착, 장기간 지속된 부기와 관련이 많습니다. 감각 회복 속도는 환자마다 다릅니다. 수술 전 신경 압박이 오래됐거나 손상이 심했다면 회복이 더디고, 완전한 회복이 어려울 수도 있습니다. 다만 재활, 물리치료, 약물치료를 병행하면 점차 나아질 가능성이 있습니다.

Q&A

Q1. 수술 후 초기에 손목, 손가락 부기를 줄이는 방법은 무엇인가요?

손을 심장보다 높게 올려 두고, 손가락을 자주 움직이는 것입니다. 낮에는 쿠션을 책상 위에 올려 두고 그 위에 손을 올리면 좋습니다. 손가락을 가볍게 자주 움직여 주는 것도 도움이 되는데, 혈액순환이 좋아지고 손이 굳는 것도 막을 수 있습니다. 수술 초반 2주까지는 얼음찜질이 도움이 되지만, 한 번에 10분 이내로만 사용해야 하고, 너무 오래 하면 혈액순환이 나빠져서 회복이 늦어질 수 있습니다.

Q2. 손바닥 절개 수술 후 통증이 심하면 어떻게 해야 하나요?

진통제를 규칙적으로 복용하고, 악화되면 병원을 방문해야 합니다. 진통제를 복용해도 통증이 줄지 않고 오히려 심해지거나, 상처가 붉고 뜨거워진다면 병원에 가야 합니다.

Q3. 수술 후 통증이 오래 지속되면 문제가 있는 건가요?

네, 합병증일 수 있습니다. 수술 후 1-2개월 안에 통증이 뚜렷하게 줄어듭니다. 3개월이 지나도록 통증이 계속되거나 오히려 심해진다면 흉터 유착이나 신경 자극, 복합부위통증증후군(CRPS) 같은 문제가 있을 수 있습니다. 기둥통은 6개월까지 지속되기도 하지만, 적절한 치료로 호전될 수 있습니다.

Q4. 수술 후에도 손끝 저림이나 감각 이상이 오래갈 수도 있다는데 언제까지 남을 수 있나요?

1년 이상 걸리거나 완전히 회복되지 않는 경우도 있습니다. 수술 전 신경 압박이 오래되었거나 손상 정도가 심했던 경우에는 회복 속도가 느립니다. 다만 감각 이상이 점점 심해지거나 새로운 부위에 저림이 생긴다면 신경 유착이나 다른 원인일 수 있으므로 병원에서 확인을 받아야 합니다.

Q5. 수술 후에 손 힘이 예전만 못한데, 회복이 될 수 있나요?

네, 대부분 2-3개월 안에 회복됩니다. 수술 직후에는 힘이 떨어집니다. 통증과 절개 부위 때문에 손을 잘 쓰지 못해서 악력이 일시적으로 약해지지만, 수술 후 3개월이면 70-80%, 6개월이면 90% 정도까지 힘이 돌아옵니다. 수술 전에 이미 엄지손가락 근육이 심하게 줄어든 경우에는 완전한 회복이 어려울 수 있습니다.

Q6. 수술 후 손 시린 느낌이 심해질 수도 있나요?

네, 일부 환자에서 나타나지만 대부분 일시적입니다. 수술 전 신경 손상이 심했으나 저림 때문에 몰랐던 증상이 나타났을 수도 있고, 수술 후 예민해진 신경과 관련된 현상일 수도 있습니다. 시간이 지나면서 자연스럽게 사라집니다. 날씨가 추워지거나 스트레스를 받을 때 심하게 느껴질 수 있습니다. 따뜻한 물에 손을 담그거나 손 운동을 자주 하면 혈액순환이 개선되어 도움이 됩니다. 6개월 이상 지속되거나 점점 심해지고, 손가락 색깔이 변한다면 혈관 문제나 복합부위통증증후군 같은 합병증일 수 있으니 병원에서 확인받아야 합니다.

Q7. 손목터널증후군 수술 후 손목이 덜 펴지거나 손가락이 뻣뻣해지는 이유와 대처법은 무엇인가요?

재활 부족이 주원인입니다. 통증 때문에 손을 움직이지 않으면 관절이 굳어 버립니다. 흉터 유착이나 오래 지속되는 부기가 겹치면 움직임이 제한됩니다. 초기에 스트레칭과 손가락 운동을 꾸준히 하면 예방할 수 있습니다. 이미 뻣뻣해진 경우에는 온찜질 후 스트레칭을 하고, 물리치료와 운동치료를 함께 받는 것이 효과적입니다. 3-6개월간 지속하면 정상 범위로 회복됩니다.

Q8. 수술 후 오래 지나도 감각이 회복되지 않으면 신경이 영구 손상된 건가요?

꼭 그렇지는 않습니다. 영구 손상 가능성은 있지만, 신경 회복은 느리게 진행되므로 1-2년까지 지켜볼 필요가 있습니다. 증상이 심했거나, 수년간 지속되었거나 수술 전 엄지손가락 근육이 심하게 위축되었던 환자는 회복이 불완전할 수 있습니다.

Q9. 수술 후 운동이나 재활을 하면 통증이 오히려 심해지는 경우, 계속해야 하나요?

약간 뻐근한 정도라면 계속하고, 심하면 강도를 줄여야 합니다. 운동 중에 날카로운 통증이 생기거나, 운동 후 2시간이 지나도 통증이 계속된다면 운동량이 과한 것입니다. 한 번에 오래 하기보다 짧게 여러 번 나눠서 하는 것이 좋습니다.

 손저림의 흔한 원인 손목터널증후군

6-1-4 전통적 손바닥 절개 수술 후 재발과 예방

손바닥 절개 수술은 수술할 때 신경을 직접 보기 때문에 안정성이 높은 방법입니다. 다만 환자의 10-20%는 수술 후 저림이나 통증이 재발한다고 보고됩니다.

예전에는 재발이 주로 손을 많이 쓰는 직업이나 생활습관 때문이라고 생각했습니다. 반복적인 손목 사용, 진동 공구, 장시간 가사노동, 컴퓨터 작업 등이 위험 요인으로 여겨졌습니다. 최근 연구에서는 손 사용과 재발의 관계가 크지 않은 것으로 나타났습니다. 오히려 손바닥 절개로 인한 신경 주위 유착이 재발의 주요 원인이며, 당뇨병이나 갑상선 질환 같은 전신질환이 재발 위험을 높입니다.

그래도 수술 후 손목을 보호하는 생활습관은 여전히 중요합니다. 무리한 손 사용을 줄이고, 장시간 작업 시 틈틈이 스트레칭을 하며, 필요 시 손목 보호대를 활용합니다. 증상이 재발하면 재수술도 가능하지만, 첫 수술보다 더 어렵고 흉터 조직 때문에 결과가 만족스럽지 못할 수 있습니다.

Q&A

Q1. 손바닥 절개 수술은 다른 수술법보다 재발이 많은가요?

네, 다른 수술법에 비해 많은 편입니다. 재발률은 10-20% 정도여서, 손목주름 분절감압술이 1% 미만인 것과 비교하면 높습니다. 재발이 많은 이유는 손바닥 절개 자체가 문제가 되기 때문입니다. 상처가 아물면서 생기는 흉터 조직이 신경 주위에 유착되는 것이 주요 원인으로 알려져 있습니다.

Q2. 손바닥 절개 수술 후 재발을 막으려면 어떤 점을 주의해야 하나요?

손목 보호와 전신질환 관리가 중요합니다. 손목을 오래 꺾은 자세로 두거나 무거운 물건을 반복적으로 드는 것은 피하는 것이 좋습니다. 컴퓨터나 스마트폰 사용 시 손목 받침대를 활용하고, 설거지나 빨래 같은 반복 작업은 틈틈이 쉬는 것이 좋습니다. 드릴, 망치 같은 진동 공구는 사용을 줄이거나 보호 장비를 착용해야 합니다. 당뇨나 갑상선 질환이 있으면 힘줄 주변이 붓는 경향이 있으므로, 전신질환 관리도 필요합니다.

Q3. 손바닥 절개 수술 후 손을 많이 쓰면 재발하나요?

아니요, 손을 많이 쓴다고 바로 재발하지는 않습니다. 다만 회복 초기(수술 후 2-3개월)에는 조직이 아직 안정되지 않아서 무리하면 통증이 다시 심해지거나 회복이 늦어질 수 있습니다.

Q4. 손바닥 절개 수술 후 재발은 보통 언제쯤 생기나요?

평균 2년 전후로 나타납니다. 일부는 수술 후 6개월-1년 내에 증상이 다시 나타나기도 하고, 드물게는 10년 이상 지나서 재발하는 경우도 있

     손저림의 흔한 원인 손목터널증후군

습니다.

Q5. 손바닥 절개 수술 후 재발하면 재수술이 가능한가요?

네, 가능합니다. 다만 첫 수술보다 어렵습니다. 이전 수술 부위에 흉터와 유착이 남아 있어서, 난이도가 높고 신경을 다칠 위험이 커집니다. 재수술 성공률은 첫 수술의 70-80% 정도로, 결과가 첫 수술만큼 만족스럽지 않습니다.

6-2

손목주름 분절감압술 후 재활과 회복

손바닥 절개 수술은 절개 부위가 넓고 주변 조직 손상도 많습니다. 수술 후 손가락과 손목이 뻣뻣해지는 현상이나 흉터 유착을 막으려면 체계적인 재활치료가 필수적입니다.

손목주름법은 손목에 작은 가로 절개로 시행됩니다. 신경 감압은 충분히 이루어지면서도 조직 손상이 적어서 흉터 유착이나 관절이 굳을 위험이 적습니다. 물리치료를 따로 받지 않아도 빠르게 회복하고, 일상생활로 복귀할 수 있습니다.

환자들이 자주 하는 질문은 "깁스는 안 하나요?", "밤에만 보호대를 하라고 하던데 꼭 필요한가요?", "재활치료를 안 하면 후유증이 생기지 않나요?" 등이 있습니다. 대부분의 환자에게는 일상생활 자체가 좋은 재활이 됩니다.

Q1. 손목주름 분절감압술 후에도 재활치료가 필요한가요?

아니요, 대부분 별도의 재활치료가 필요 없습니다. 회복이 빠르고 조직 손상이 적어서 관절이 굳지 않기 때문입니다. 다만 수술 후 2-3주간은 손가락과 손목을 가볍게 움직여 주면 회복에 도움이 됩니다. 수술 전 증상이 심했거나 고령 환자는 가벼운 재활운동을 병행하는 것이 좋습니다.

Q2. 손목주름 분절감압술 후 일상 복귀는 언제부터 가능한가요?

수술 직후부터 가벼운 동작이 가능합니다. 컵을 잡거나 글씨를 쓰는 동작을 바로 할 수 있고, 1-2주 안에는 사무직 복귀나 가벼운 가사일도 가능합니다.

Q3. 손목주름 분절감압술도 수술 후 하루 종일 보조기를 해야 하나요?

아니요, 필요하지 않습니다. 손바닥 절개 수술에서는 상처 보호를 위해 낮에도 깁스를 했지만, 손목주름법은 상처가 작고 손바닥을 열지 않아서 그럴 필요가 없습니다. 다만 수술 후 2주간은 밤에만 손목 보호대를 착용하는 것을 권합니다. 수면 중 무의식적으로 손목을 과도하게 꺾거나 압박하는 것을 방지하기 위함입니다.

Q4. 보조기를 낮에는 착용 안 하고 밤에만 착용하는 이유는 무엇인가요?

낮에 어느 정도 손을 쓰는 것이 회복에 도움이 되고, 밤에는 수면 중 손목이 꺾이는 것을 방지하기 위해서입니다. 실밥을 뽑을 때까지(약 2주)만 밤에 착용하면 됩니다.

Q5. 손목주름 분절감압술은 수술 직후부터 손을 자유롭게 움직여도 괜찮나요?

네, 괜찮습니다. 절개 부위가 손목주름에 있고 손바닥을 건드리지 않기 때문에 통증이 적습니다. 수술 당일부터 컵을 잡거나 문을 여는 정도는 할 수 있고, 글씨 쓰기 같은 세밀한 동작도 무리가 없습니다. 오히려 손을 쓰면 회복이 빨라집니다. 다만 초기에는 무거운 물건을 갑자기 들거나 손목을 반복적으로 꺾는 동작은 피하는 것이 좋습니다.

Q6. 손목주름 분절감압술은 재활을 하지 않아도 회복이 빠른 이유가 무엇인가요?

손바닥을 절개하지 않기 때문입니다. 손바닥의 필수 구조가 그대로 보존되고, 흉터가 손가락 힘줄과 유착되어 움직임을 제한하는 문제가 없습니다. 조직 손상이 적어서 염증 반응과 부기가 빨리 가라앉고, 통증이 적어서 바로 손을 사용할 수 있습니다.

6-2-2 손목주름 분절감압술 후 손 사용과 일상 복귀

손목주름법은 수술 직후부터 가벼운 손 사용이 가능합니다. 기둥통이 거의 없어서 회복이 빠릅니다.

세수나 샤워할 때는 방수밴드를 붙이면 할 수 있습니다. 설거지나 청소는 2-3주 후부터 안전하며, 스포츠나 근력운동은 4-6주 후에 시작하면 됩니다.

양손을 동시에 수술해도 혼자서 기본적인 일상생활을 할 수 있을 정도로 통증이 적습니다. 다만 한 번에 많이 쓰기보다는 짧고 가벼운 활동을 여러 번 나누어서 하는 것이 좋습니다.

Q&A

Q1. 손목주름 분절감압술 후에는 손을 언제부터 자유롭게 쓸 수 있나요?

수술 다음 날부터 가능합니다. 컵 들기, 리모컨 조작, 스마트폰 사용, 펜으로 서명하기 같은 가벼운 활동은 큰 무리 없이 할 수 있습니다. 초기에는 상처 부위가 묵직하거나 뻐근할 수 있으므로 짧게 끊어서 쓰는 것이 좋습니다. 수술 1주일 후부터는 컴퓨터 타이핑이나 간단한 집안일도 가능합니다.

Q2. 손목주름 분절감압술 후 샤워나 설거지는 언제부터 가능한가요?

샤워는 방수 밴드를 붙이면 수술 다음 날부터 가능하고, 설거지는 실밥 제거 후(약 2주)부터 가능합니다. 실밥을 뽑은 후에도 2-3주는 설거지나 빨래처럼 물을 많이 만지는 일을 할 때 고무장갑을 착용하는 것이 좋습니다. 수영이나 전신 목욕은 4-6주 후부터 가능합니다.

Q3. 손목주름 분절감압술 후 직장에는 언제 복귀할 수 있나요?

사무직은 5-10일 이내, 가벼운 현장 업무는 2-3주, 정밀하거나 힘을 많이 쓰는 직종은 3-4주면 복귀가 가능합니다. 조기 복귀 시에는 20분 일하고 5분 쉬는 방식으로 손목 부담을 줄이고, 손목 받침대나 인체공학적 키보드를 활용하면 좋습니다.

Q4. 손목주름 분절감압술 후 운전은 언제부터 가능한가요?

한 손 수술은 2-3일 후, 양손 수술은 1주 전후로 가능합니다. 핸들을 잡거나 돌리는 동작에 무리가 없으면 시작할 수 있습니다. 처음에는 짧은 거리부터 시작하고, 상태를 보면서 점차 늘려 가는 것이 좋습니다.

Q5. 손목주름 분절감압술 후 타이핑이나 스마트폰은 언제부터 가능한가요?

수술 다음 날부터 가능합니다. 타이핑은 10-15분 정도 시작해서 손목이 뻐근하지 않으면 시간을 늘려 갑니다. 스마트폰은 손으로 오래 쥐고 있으면 손목에 무리가 가므로 거치대를 사용하는 것이 좋습니다. 엄지손가락을 많이 쓰지 말고, 음성 입력이나 한 손가락으로 터치하는

 손저림의 흔한 원인 손목터널증후군

방식을 권합니다. 수술 후 1주일이 지나면 30분에서 1시간 정도 연속 사용도 가능합니다.

Q6. 손목주름 분절감압술 후 무거운 운동(아령, 헬스, 테니스 등)은 언제부터 할 수 있나요?

수술 후 4-6주부터 가능합니다. 수술 후 2주까지는 걷기, 하체 운동, 코어 운동처럼 손을 쓰지 않는 운동이 적합합니다. 2-4주에는 가벼운 탄력 밴드나 스펀지 공으로 악력 운동을 시작할 수 있습니다. 4-6주가 지나면 2-4kg 정도의 아령부터 시작해서 무게를 늘려 가고, 테니스나 골프도 연습할 수 있습니다.

Q7. 손목주름 분절감압술로 양손을 동시에 수술해도 혼자서 생활할 수 있나요?

네, 가능합니다. 수술 후 2-3일은 병뚜껑 열기나 지퍼 잠그기가 불편할 수 있는데, 병따개나 집게, 원터치 용기를 사용하면 편합니다. 지퍼백, 벨크로 제품, 끈 없는 슬립온 신발 등도 손 사용을 줄여 줍니다. 사무직이나 가벼운 집안일은 2주 전후에 가능하고, 힘을 많이 쓰는 직업은 3-4주 정도 걸립니다.

Q8. 손목주름 분절감압술 후 2주간 통증은 어느 정도가 정상인가요?

1-2점(10점 만점) 정도의 뻐근함이나 묵직한 느낌은 정상입니다. 활

동 중 통증이 3-4점 이상으로 올라가거나 쉬어도 계속 아프고, 다음 날까지 뻣뻣함이 남는다면 무리했다는 신호입니다. 이럴 때는 사용 시간과 강도를 줄여야 합니다.

Q9. 수술 후 어떤 증상이 위험한 합병증 신호인가요?

심한 통증이 지속되거나 감염 징후가 나타나면 위험 신호입니다. 손목이나 손가락이 붓거나 열이 나고, 상처에서 고름이 나오면 감염일 수 있습니다. 수술 전과 다르게 새로운 저림이나 감각 이상이 생기거나, 손에 힘이 빠져서 물건을 놓치는 증상도 주의해야 합니다. 수술 초기에는 없던 야간 통증이 심해져서 잠을 못 잘 정도라면 합병증일 수 있습니다. 상처가 벌어지거나 출혈이 멈추지 않는 경우도 응급 상황입니다.

손저림의 흔한 원인 손목터널증후군

6-2-3 손목주름 분절감압술 후 흉터와 기능 회복

흉터는 손목주름에 숨어서 시간이 지나면 거의 보이지 않습니다. 원한다면 실리콘 셀을 2-3주 정도 사용할 수 있지만, 그냥 두어도 잘 아뭅니다.

감각 회복 속도는 수술 전 신경 손상 정도에 따라 다릅니다. 영구 손상이 아니었다면 회복됩니다. 경미한 경우에는 수술 직후부터 변화를 느끼지만, 오랫동안 신경이 눌려 있던 경우에는 수주에서 수개월까지 걸릴 수 있습니다. 손 힘은 4-6주면 정상 수준으로 돌아옵니다. 이미 마비가 완전히 온 경우에는 기능이 돌아올지 수술 전에 알 수 없고, 수술을 해 봐야 알 수 있습니다.

Q&A

Q1. 손목주름 분절감압술 후의 상처 관리는 어떻게 하나요?

밴드만 갈아 붙여도 충분합니다. 2주간은 상처가 물에 닿지 않도록 주의하고, 깨끗하게 유지하면 됩니다. 샤워할 때는 방수 밴드를 붙이면 됩니다.

Q2. 손목주름 분절감압술에서 상처 문제가 적은 이유는 무엇인가요?

손바닥을 열지 않고 손목주름에만 절개하기 때문입니다. 손목은 움직이는 부위라 상처가 잘 안 아물 수 있지만, 특수한 봉합법을 사용하

면 오히려 손바닥보다 잘 아뭅니다. 손목 안쪽 부위는 압력을 받을 일
이 없고, 흉터도 옅어져서 손목주름과 구별이 어렵습니다.

Q3. 손목주름 분절감압술 후 바로 손을 쓰면 흉터가 벌어지지 않나요?

아니요, 안전합니다. 절개 부위가 손목주름 안쪽이라 당기는 힘이 적
게 작용하고, 봉합도 단단히 되어 있어서 일상 동작으로는 벌어지지 않
습니다. 손바닥 절개와 달리 물건을 잡거나 체중을 실어도 상처에 압
력이 가지 않습니다.

Q4. 손목주름 분절감압술은 기둥통이 거의 없다는 게 사실인가요?

네, 사실입니다. 손바닥 절개 수술을 받은 환자의 30-40%는 기둥통
을 경험합니다. 손바닥 중앙을 절개하면서 생기는 구조적 변화와 말초
신경의 손상 때문인데, 무거운 물건을 잡거나 손으로 바닥을 짚을 때
통증이 심해서 일상생활에 큰 불편을 겪습니다. 일부 환자는 6개월 이
상 심한 기둥통이 지속되기도 합니다. 손목주름법은 손바닥을 열지 않
기 때문에 구조나 신경에 손상이 생기지 않아서 기둥통 발생률은 5%
미만입니다.

**Q5. 손목주름 분절감압술 후 빨리 좋아지는 증상과 늦게 좋아지는 증
상이 있나요?**

네, 있습니다. 통증이나 저림은 빨리, 힘이나 감각은 늦게 돌아옵니

　　　　　　　　손저림의 흔한 원인 손목터널증후군

다. 밤 저림이나 손끝 통증은 수술 직후 바로 좋아지는 경우가 많습니다. 압박받던 정중신경이 풀리면서 신호 전달이 원활해지기 때문입니다. 힘은 4-6주면 돌아옵니다. 신경 손상이 오래되었거나 근육이 위축된 경우에는 감각이나 힘 회복에 수주에서 수개월이 걸리기도 하고, 일부는 완전한 회복이 어렵습니다.

Q6. 손바닥 절개 수술은 손바닥이 눌리면 많이 아픈데, 손목주름 분절 감압술도 그런가요?

아니요, 거의 아프지 않습니다. 손바닥을 열지 않아서 흉터 통증이나 압박감이 없고, 일상생활에 바로 복귀할 수 있습니다. 수술 직후에도 손으로 바닥을 짚거나 물건을 잡는 동작이 가능하고, 운전대를 잡거나 요리하는 것도 무리가 없습니다.

손목주름법은 생활 관리가 까다롭지 않습니다. 샤워, 가벼운 손 사용, 사무 업무, 운전, 장거리 여행 모두 수술 직후 또는 1-2주 내에 가능하고, 대부분의 일상 활동에 큰 제한은 없습니다. 재활치료, 스트레칭, 진통제 복용, 냉찜질도 권장 사항이지 필수는 아닙니다. 보조기도 야간에만 착용하거나 아에 안 하는 환자도 많습니다. 술과 담배를 피하고 손을 높이 두는 것도 하면 좋지만 필수는 아닙니다. 수술 직후 고강도 노동을 바로 시작한 환자도 있는데, 큰 문제가 생기는 경우는 드뭅니다.

Q&A

Q1. 손목주름 분절감압술도 상처가 물에 젖으면 문제가 될 것 같은데, 이를 방지하기 위한 특수한 처치가 있나요?

네, 있습니다. 특수한 봉합법으로 꼼꼼하게 봉합하고, 수술용 접착제로 상처를 밀봉합니다. 이렇게 하면 기본적으로 방수가 되어서 상처에서 진물도 거의 나지 않고, 잠깐 물에 닿아도 상처에 영향이 없습니다. 물에 젖었다면 바로 물기를 닦고 밴드를 갈아 붙이면 됩니다.

Q2. 샤워할 때 방수 밴드 사용법과 주의점은 무엇인가요?

방수 밴드를 붙여도 물이 들어갈 수 있다고 생각하고 조심해야 합니다. 대부분의 방수 밴드는 완벽하게 방수가 되지 않고, 샤워를 오래 하면 물이 스며드는 경우가 많습니다. 물줄기를 손목에 직접 쏘지 말고 상처가 덜 젖게 샤워하는 것이 좋습니다. 샤워할 때만 잠깐 붙이고 바로 떼야 합니다. 평상시에 계속 붙이면 땀이 차서 세균이 번식할 수 있습니다. 샤워 후에는 상처 주변을 깨끗이 닦고 말려야 합니다.

Q3. 샤워할 때 방수 밴드보다 더 확실한 방법이 있나요?

네, 있습니다. 목이 긴 일회용 비닐장갑이나 수술용 장갑을 끼고 상처 윗부분을 고무줄로 이중으로 묶으면 물이 거의 스며들지 않습니다. 장갑이 없으면 얇은 식품용 비닐봉지를 두 겹으로 씌우고 고무줄로 이중으로 감싸도 됩니다. 넉넉한 크기로 하면 손으로 물건을 잡는 데도 지장이 없습니다. 양손 수술을 한 경우에도 양쪽 다 이렇게 하면 혼자서 샤워할 수 있습니다.

Q4. 손목주름 분절감압술 후 생활 관리에서 꼭 지켜야 할 것과 안 지켜도 되는 것은 무엇인가요?

꼭 지켜야 할 것은 많지 않습니다. 상처를 깨끗하게 유지하고, 감염 징후가 있으면 병원에 오는 것 정도입니다. 나머지는 대부분 권장 사항입니다. 재활치료, 스트레칭, 냉찜질, 손 높이 두기, 보조기 착용, 금연, 금주 모두 하면 좋지만 안 해도 큰 문제가 생기는 경우는 드뭅니다.

Q5. 손목주름 분절감압술 후 집이 멀어서 장거리 이동을 해야 하는데 괜찮을까요?

네, 괜찮습니다. 수술 다음 날 바로 이동해도 상관없고, 며칠 후에 이동해도 상관없습니다. 비행기를 타도 큰 문제는 없습니다. 여행도 가능합니다. 격한 스포츠나 무거운 짐 들기만 피하면 됩니다. 다만 오래 앉아 있거나 오래 걸어 다니면 손이 부을 수 있으므로, 손을 맨 아래 두기보다는 조금이라도 위에 두는 것이 좋습니다. 한쪽만 수술했다면 팔걸이에 올려 두면 좋고, 책상에 앉아 있을 때는 책상 위에 올려 두면 됩니다.

Q6. 손목주름 분절감압술 후 한 가지만 기억한다면 가장 중요한 원칙은 무엇인가요?

손목을 곧게 유지하는 것입니다. 물건을 들 때, 컴퓨터를 사용할 때, 스마트폰을 볼 때 모두 손목이 꺾이지 않도록 하면 됩니다. 키보드와 마우스 높이를 팔꿈치와 수평이 되도록 조절하고, 물건을 들 때는 손가락과 손바닥 전체로 힘을 분산시키면 손목 부담을 줄일 수 있습니다.

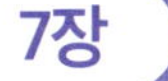

생활습관과 예방

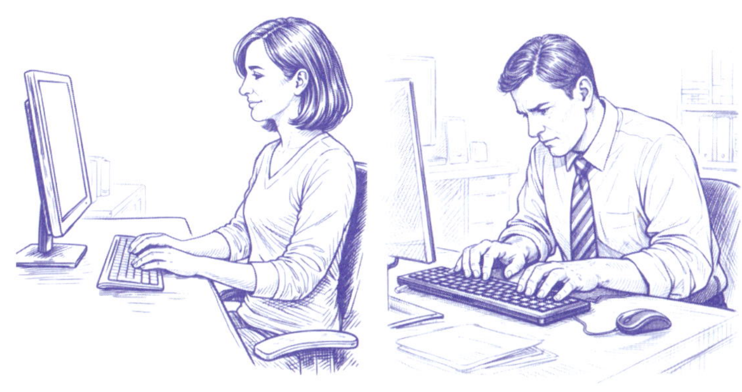

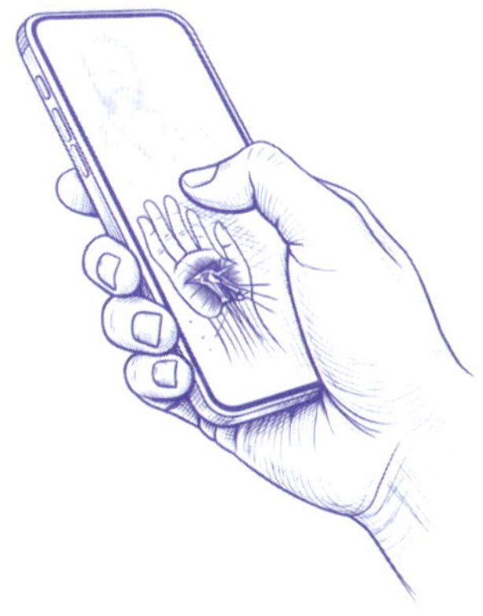

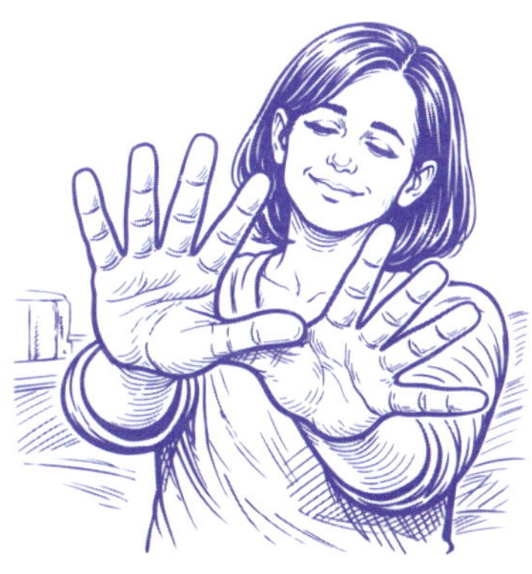

7-1

손목 건강을 위한 생활 관리

손목터널증후군은 단순히 손을 많이 써서 생기는 병은 아니지만, 손 사용이 어느 정도 영향을 미칩니다.

증상이 없는 정상인 중에도 정중신경이 이미 눌려 있는 경우가 많습니다. 신경이 오랜 시간에 걸쳐 적응하면서 증상 없이 지내다가, 손을 혹사하거나 힘줄이 붓는 상황이 생기면 그때 증상이 나타납니다.

수술은 좁아진 터널을 넓혀서 신경 압박을 풀어 주는 것이지, 부어 있는 힘줄을 가라앉히는 것이 아닙니다. 힘줄이 붓기 쉬운 성향은 수술 후에도 그대로 남아 있어서, 터널이 넓어져도 힘줄이 더 부으면 증상이 다시 생길 수 있습니다.

생활 관리의 목표는 힘줄이 더 붓지 않게 해서 손목터널의 압력이 올라가지 않게 하는 것입니다. 증상이 없는 상태를 유지하거나 수술 후 재발을 막는 데 도움이 됩니다.

 손저림의 흔한 원인 손목터널증후군

Q1. 생활습관 교정만으로도 손목터널증후군을 예방할 수 있나요?

완전히 예방할 수는 없지만 위험을 줄일 수 있습니다. 손목터널이 선천적으로 좁거나, 호르몬 변화나 당뇨 같은 전신질환이 있으면 생활습관만으로는 한계가 있습니다. 손목을 꺾은 채로 오래 타이핑을 하거나, 스마트폰을 장시간 한 손으로만 사용하는 습관은 줄이면 도움이 됩니다. 초기 증상이 있는 분들은 생활습관 교정만으로도 수술을 피하거나 늦출 수 있는 경우가 있습니다.

Q2. 손을 혹사하는 것이 손목터널증후군 발생에 얼마나 기여하나요?

30% 정도입니다. 생각보다 높지 않습니다. 손목터널증후군은 대부분 손목터널이 선천적으로 좁거나, 힘줄이 붓기 쉬운 체질, 호르몬 변화, 당뇨 같은 요인이 더 크게 작용합니다. 손을 많이 써서 병이 생겼다기보다는, 원래 있던 문제가 손 사용으로 드러나는 경우가 더 많습니다.

Q3. 손목터널증후군 환자가 일상에서 신경 써야 할 습관과 피해야 할 습관은 무엇인가요?

손목터널 안의 압력을 올리지 않는 것이 핵심입니다. 피해야 할 것은 손목을 오래 구부리거나 비트는 동작입니다. 잠잘 때 손목이 접혀 있으면 아침에 저림이 심해지고, 스마트폰을 한 손으로 잡고 엄지로만 누르는 것도 손목을 꺾는 자세가 됩니다. 전동 드릴처럼 떨리는 도구를 자주 쓰거나 손목으로 턱을 받치는 자세도 좋지 않습니다. 잠잘 때 손목이 접히는 것은 조절하기 어려우니, 증상이 있으면 야간 보조기를 착용하는 것이 좋습니다.

손목에 힘이 집중되지 않게 분산하면 도움이 됩니다. 물건을 들 때 손끝으로만 집지 말고 손 전체로 받치고, 한 손보다는 두 손으로 드는 것이 좋습니다. 같은 자세로 오래 있지 말고 틈틈이 움직여 주는 것도 좋습니다.

Q4. 손목터널증후군은 생활습관 관리만으로 왜 완치가 어렵나요?

손목터널이 좁거나 힘줄이 붓기 쉬운 체질은 생활습관으로 바뀌지 않기 때문입니다. 이 질환은 선천적인 성향이 바탕에 있고, 손을 많이 쓰면 증상이 나타나는 경향이 있습니다. 손을 덜 쓴다고 해도 근본이 바뀌지는 않습니다. 수술로 신경의 통로를 넓혀 줘도 흉터 조직이 생겨서 횡수근인대가 다시 붙으면 재발합니다. 생활습관 관리는 일시적인 부종을 줄여 악화를 늦추거나 증상을 어느 정도 완화하는 역할을 할 뿐, 질환 자체를 없애지는 못합니다.

Q5. 잘 때 손을 높이 올리면 손목터널증후군 치료에 도움이 되나요?

아니요, 효과가 없습니다. 손을 올리면 일시적으로 편하게 느껴질 수 있지만, 치료 효과로 이어지지는 않습니다. 다만 수술 직후에는 부기를 빼는 데 도움이 됩니다.

 손저림의 흔한 원인 손목터널증후군

Q6. 똑바로 자거나 옆으로 자는 수면 자세가 손목터널증후군 증상에 영향을 주나요?

네, 영향을 줄 수 있습니다. 옆으로 자는 사람은 손목을 구부리고 자는 경향이 많습니다. 똑바로 자는 것이 손목에는 더 좋지만, 중년 이후에는 똑바로 자는 것이 불편한 분들이 많습니다. 자는 자세를 바꾸려고 노력해 볼 수는 있지만, 무의식 중에 하는 것이라 쉽지 않습니다. 옆으로 자면서 손목이 자꾸 꺾인다면 야간 보조기를 착용하는 것이 현실적인 해결책입니다.

Q7. 손이 저리면 모든 운동을 쉬어야 하나요?

아니요, 무리가 덜 되는 운동은 괜찮습니다. 무거운 아령 들기, 팔굽혀펴기, 테니스처럼 손목에 힘이 많이 들어가는 운동은 증상을 악화시킬 수 있으니 피하는 것이 좋습니다. 하지만 운동을 완전히 중단할 필요는 없습니다. 걷기, 수영, 하체 근력 운동, 스트레칭은 혈액순환을 돕고 신경 회복에도 도움이 됩니다. 요가나 필라테스도 손목에 체중을 싣는 동작만 피하면 좋은 운동입니다.

Q8. 손저림이 심하다가 요새 덜한데, 손목터널증후군이 치료된 건가요?

아니요, 증상만 일시적으로 좋아진 것일 뿐 치료된 것은 아닙니다. 증상이 좋아졌다가 다시 나타나는 것은 손목터널증후군에서 흔한 패턴입니다. 신경 압박이 풀린 것은 아니며, 오히려 신경 손상이 진행 중

일 때 이런 들쭉날쭉한 증상이 나타나기도 합니다. 증상이 줄었다고 치료를 미루면 신경 손상이 진행될 수 있습니다.

Q9. 병원에 가지 않고 약국에서 살 수 있는 약 중에 어떤 약이 도움이 되나요?

통증과 부기를 함께 줄여 주는 소염진통제가 도움이 됩니다. 이부프로펜(부루펜정®, 스코펜정®), 나프록센(탁센연질캡슐®, 나프록스정®), 덱시부프로펜(맥시부펜이알정®, 애니펜®) 등이 있습니다. 아세트아미노펜(타이레놀®, 써스펜이알서방정®)은 염증을 줄이는 효과는 없지만 일시적인 통증 완화에는 사용할 수 있습니다.

효과가 없는데 잘못 알려진 약은 사용하지 않는 것이 좋습니다. 말초혈액순환제는 혈관 문제가 아니므로 사용 근거가 없습니다. 비타민 B6(피리독신)나 B12(코발라민)는 신경 회복에 도움이 된다고 알려져 있지만, 손목터널증후군은 영양소 결핍이 아니라 신경이 눌리는 질환이므로 치료 효과를 기대하기 어렵습니다.

Q10. 스마트폰을 많이 쓰면 손목터널증후군이 생기나요?

아니요, 스마트폰 사용이 주범이라는 말은 좀 과장된 면이 있습니다. 손목터널증후군의 주된 원인은 직업, 체질, 기저질환(당뇨, 비만), 나이, 성별 같은 요인입니다. 스마트폰 사용은 이에 비하면 영향이 미미합니다. 다만 이미 손목터널증후군이 있거나 생기기 쉬운 체질이라면

 손저림의 흔한 원인 손목터널증후군

증상을 조금 더 나타나게 할 수는 있습니다. 한 손으로 잡고 엄지만 오래 쓰거나 손목을 꺾은 채로 보는 습관은 줄이는 것이 좋습니다.

Q11. 컴퓨터 작업을 많이 하면 손목터널증후군이 생기나요?

아니요, 컴퓨터 작업만으로 생기지는 않습니다. 컴퓨터 사용은 손목터널증후군의 직접적인 원인이라기보다는 기존 요인에 약간 더해지는 정도입니다. 다만 하루 6시간 이상 작업하는 직업군에서는 발생률이 조금 높아진다는 보고가 있습니다. 작업 시간보다는 손목이 꺾인 자세가 문제이므로, 손목을 곧게 유지하는 것이 좋습니다.

Q12. 무거운 물건을 들 때 손목을 보호하려면 어떻게 해야 하나요?

손바닥 전체로 받치고, 양손을 사용해서 힘을 분산해야 합니다. 가방을 들 때는 손에 드는 것보다 어깨나 등에 메는 방식이 안전합니다. 박스 같은 물건을 옮길 때는 팔꿈치를 몸통 가까이 붙여서 체중을 이용해 들어올리면 손목 부담이 줄어듭니다. 무릎을 굽혀서 다리 힘으로 들어올리면 좋습니다.

Q13. 손목 스트레칭은 어떻게 하면 좋나요?

손목을 천천히 돌리거나, 손바닥을 벽에 대고 팔을 펴서 손목 안쪽을 늘려 주는 동작이 효과적입니다. 손가락을 하나씩 뒤로 젖혀서 늘려 주는 것도 도움이 되고, 주먹을 쥐었다 폈다 반복하는 것도 좋습니다.

컴퓨터나 스마트폰을 자주 사용하는 사람은 1시간마다 1-2분씩 해 주면 좋습니다.

7-2

손목 운동과 작업 환경 개선

손목터널증후군 재발 방지와 증상 관리를 위해서는 운동과 작업환경 관리가 도움이 됩니다.

운동은 손목 돌리기, 손가락 스트레칭, 신경 활주 운동이 좋습니다. 혈액순환을 개선하고 신경 압박을 줄이는 데 도움이 됩니다. 다만 손목을 꺾는 요가 동작, 무거운 아령, 팔굽혀펴기, 테니스 같은 활동은 증상을 악화시킬 수 있으니 피합니다.

작업환경 조정도 중요합니다. 키보드는 팔꿈치보다 낮게 두어서 손목이 꺾이지 않게 하고, 손목 받침대를 사용하면 부담이 줄어듭니다. 마우스는 손 크기에 맞는 제품을 씁니다. 의자 높이는 팔꿈치가 90도가 되도록 맞추고, 모니터는 눈높이에 맞추면 목과 어깨 긴장이 줄어 손목에도 좋습니다. 스마트폰은 거치대를 이용하거나 양손으로 잡습니다. 집안일을 할 때는 긴 손잡이 도구를 활용합니다. 운전을 오래 할 때는 1-2시간마다 휴식을 취하고, 진동을 줄이는 장갑을 착용합니다.

Q1. 손목 운동이 손목터널증후군 예방에 도움이 되나요?

예방 효과는 제한적입니다. 다만 이미 증상이 있는 경우나 수술 후에는 도움이 됩니다. 손목을 곧게 유지한 채 가볍게 돌리거나 손가락을 펴고 쥐는 동작은 혈액순환을 돕고 손목터널 압력을 줄이는 데 효과가 있습니다. 하루 종일 컴퓨터를 사용하거나 손을 반복적으로 쓰는 분들은 이런 습관을 들이면 불편을 줄일 수 있습니다. 무거운 아령을 드는 운동이나 손목을 꺾는 운동은 증상을 악화시킬 수 있으므로 피합니다.

Q2. 손목 스트레칭이나 마사지는 부작용이 없나요?

네, 바른 방법으로 하면 부작용은 없습니다. 잘못된 방식으로 무리하면 증상이 심해질 수 있습니다. 손목을 꺾거나 억지로 스트레칭을 반복하면 신경이 자극될 수 있습니다. 마사지는 세게 누르기보다는 손바닥과 손목을 가볍게 문지르거나 주무르는 정도가 좋습니다. 수술 직후나 손목이 붓고 열이 나는 시기에는 스트레칭, 마사지보다 냉찜질이나 물리치료가 적절합니다.

Q3. 손목터널증후군이 있으면 피해야 할 운동이 있나요?

네, 있습니다. 팔굽혀펴기, 테니스 라켓 스윙, 손목을 꺾은 채 오래 버티는 요가 동작처럼 손목에 힘이 가해지는 운동은 손목터널 압력을 높여서 신경을 자극합니다.

Q4. 손목터널증후군 환자에게 추천하는 운동은 무엇인가요?

신경 활주 운동, 손가락 쥐었다 펴기, 손목 스트레칭이 도움이 됩니다. 신경 활주 운동은 손목을 곧게 편 상태에서 손가락을 벌리고 손목을 뒤로 젖혔다가 돌아오는 동작입니다. 손가락 쥐었다 펴기 운동도 좋습니다. 작은 고무공으로 반복하면 근력이 유지됩니다. 스트레칭은 팔을 앞으로 뻗고 반대 손으로 손가락을 잡아서 뒤로 당겨 주는 동작이 효과적입니다. 걷기, 수영, 가벼운 자전거 타기 같은 전신 운동도 혈액순환을 개선해서 회복에 좋습니다.

Q5. 손을 많이 쓰는 작업 전에 준비 운동을 해야 하나요?

네, 하는 것이 좋습니다. 손목은 좁은 통로를 통해 신경과 힘줄이 지나가기 때문에 갑자기 무리를 주면 압력이 올라가서 신경이 눌리기 쉽습니다. 컴퓨터 작업, 집안일, 악기 연주, 스포츠 활동 전에는 1-2분 정도 준비 운동을 하는 것이 좋습니다. 손목을 가볍게 돌리거나 손가락을 펴고 쥐는 동작만으로도 근육과 인대가 이완돼서 부담이 줄어듭니다.

Q6. 작업환경을 바꾸기 어려울 때 직장에서 손목을 보호하기 위해 최소한 해야 할 것은 무엇인가요?

자세를 자주 바꾸고 한 시간마다 손목을 풀어 주는 것입니다. 키보드나 의자를 바꾸기 어려운 환경이라도, 잠깐 멈추고 손목을 돌리거나 손가락을 펴고 쥐는 것만으로 도움이 됩니다. 휴식 타이밍을 잊기 쉬우면 알람을 설정해 둡니다. 휴대용 손목 받침대나 접이식 거치대는 비용이 적게 들고 어디서든 쓸 수 있습니다.

Q7. 손이 저릴 때 온찜질과 냉찜질은 어떻게 선택하나요?

급성 저림에는 냉찜질, 만성 저림에는 온찜질이 좋습니다. 손을 많이 써서 갑자기 아프다면 냉찜질이 효과적입니다. 얼음을 수건에 감싸서 하루 2-3회, 10-15분 정도 하면 염증과 부종을 줄일 수 있습니다. 오랫동안 저리거나 근육이 긴장된 느낌이라면 온찜질이 적합합니다. 따뜻한 수건이나 핫팩을 10분 정도 대면 근육이 풀리고 혈액순환이 좋아집니다.

Q8. 집안일할 때 손목 부담을 줄이는 방법이 있나요?

네, 있습니다. 손목 꺾임을 줄이고 도구를 써서 부담을 분산합니다. 설거지를 할 때는 긴 고무장갑과 두꺼운 손잡이가 달린 도구를 사용합니다. 빨래는 손빨래보다는 세탁기를 활용하고 청소는 긴 손잡이가 있는 청소도구를 쓰면 허리와 손목의 부담을 줄일 수 있습니다. 아이를 안을 때는 손목이 아닌 팔꿈치와 어깨로 무게를 받치고, 오래 안아야 할 때는 아기띠를 사용하는 것이 좋습니다. 무거운 냄비나 프라이팬은 양손으로 들고, 돌려 따는 병뚜껑은 도구를 사용해서 열어야 합니다.

손저림의 흔한 원인 손목터널증후군

Q9. 운전, 오토바이, 자전거를 탈 때 유난히 손이 저린데 어떻게 해야 하나요?

손목을 곧게 유지하고 핸들을 세게 쥐지 않도록 합니다. 장시간 운전을 해야 한다면 30분마다 정차해서 손목 스트레칭을 합니다. 오토바이나 자전거는 진동이 손목으로 직접 전달되므로 진동 흡수 장갑이나 핸들 커버를 사용합니다. 핸들의 높이와 위치를 자신의 체형에 맞게 조정합니다. 탈 때마다 손이 저리다면 이미 심한 손목터널증후군이 있을 수 있습니다.

Q10. 손목터널증후군이 운전이나 집안일에 불편을 주나요?

네, 불편을 줍니다. 운전 중에는 핸들을 잡고 있으면 손이 저리고 마비되어서 안전운전이 어려워집니다. 장거리 운전 시 증상이 심해져서 자주 휴식을 취해야 합니다. 집안일에서도 설거지, 빨래, 요리 중에 손목 통증과 저림이 악화되어 그릇을 떨어뜨리거나 물건을 제대로 잡지 못하는 경우가 있습니다. 청소기를 돌리거나 걸레질을 할 때도 손목에 힘이 들어가서 통증이 생깁니다.

Q11. 손목 보호대는 운동이나 작업 중에 도움이 되나요?

네, 필요할 때만 사용하면 도움이 됩니다. 무거운 물건을 들거나 장시간 운전할 때 손목을 안정시켜서 부담을 줄여 줍니다. 하지만 계속 착용하면 손목 근육이 약해지고 관절이 굳어서 오히려 해로울 수 있습니다. 낮에 계속 착용하면 손목 근육이 약해지고 관절이 굳을 수 있으므로, 무리가 가는 상황에서만 착용합니다. 반면 잘 때는 지속적으로 3개월 이상 착용해야 효과가 있습니다. 평소에는 손을 자유롭게 쓰는 것이 회복에 좋습니다.

7-3

음식과 전신 건강 관리

특정 음식이 손목터널증후군에 직접적인 영향을 준다는 근거는 부족합니다. 다만 짠 음식이나 가공식품은 부기를 악화시킬 수 있고, 설탕이 많은 음식은 염증을 유발할 수 있으므로 줄이는 것이 좋습니다. 채소, 과일, 생선처럼 항염증 효과가 있는 음식은 전반적인 건강에 도움이 됩니다.

손목터널증후군은 손만 많이 써서 생기는 질환이 아닙니다. 몸 전체의 상태가 손목터널의 압력과 연결되어 있습니다. 체중, 당뇨 조절, 호르몬 변화, 수면 습관 같은 요소들이 증상을 악화시킬 수 있습니다. 비만일 경우 손목 주변 조직이 붓고 신경 압박이 심해집니다. 당뇨가 있으면 신경 회복력이 떨어져 수술을 해도 저림이나 감각 이상이 오래 남습니다. 임신이나 폐경, 갑상선 질환처럼 호르몬 변화가 있는 시기에도 손목터널 내 압력이 높아집니다. 수면이 부족하면 손상을 회복하는 힘이 떨어지고, 통증도 심해집니다.

Q1. 손목터널증후군 환자에게 좋은 음식은 무엇인가요?

특별히 좋은 음식은 없습니다. 몸이 건강하게 유지되고 신경이 잘 회복할 수 있도록 영양을 고르게 섭취해야 합니다. 균형 잡힌 식사를 하면서 체중과 당뇨를 관리하는 것이 음식 종류보다 중요합니다.

Q2. 손목터널증후군 환자가 피해야 할 음식은 무엇인가요?

특별히 피해야 할 음식은 없습니다. 다만 과도한 음주나 짠 음식은 부종을 유발할 수 있고, 기름진 음식이나 고칼로리 음식은 체중 증가로 이어져 증상을 악화시킬 수 있으므로 주의해야 합니다.

Q3. 손목터널증후군에 비타민이나 건강보조식품이 도움이 되나요?

아니요, 거의 도움이 되지 않습니다. 오메가3는 염증을 줄이고 신경을 보호하는 데, 비타민 B군은 신경 대사와 재생에 도움이 된다고 알려져 있습니다. 하지만 이런 영양소는 결핍이 있을 때만 효과가 있습니다. 정상적으로 식사를 하고 있다면 결핍이 생기는 경우가 드물어서 효과를 기대하기 어렵습니다.

Q4. 민간요법은 효과가 있나요?

일시적인 효과는 있지만 근본적인 해결책은 아닙니다. 파스나 찜질팩, 자석 밴드, 인터넷에서 파는 손목 기구들은 신경 압박 자체를 완화하지 못합니다. 이런 방법에 의존하다 보면 치료 시기를 놓쳐서 신경이 영구적으로 손상될 수 있습니다. 검증되지 않은 약이나 건강식품을 먹으면 간과 신장에 무리가 생기거나, 복용 중인 약과 반응하여 부작용이 생길 수도 있습니다.

Q5. 비만이나 당뇨 관리는 예방에 도움이 되나요?

네, 도움이 됩니다. 체중이 늘면 손목 주변 힘줄이 부어서 손목터널 압력이 올라갑니다. 혈당 조절이 되지 않으면 혈관과 신경이 약해져서 손상이 더 잘 되고 수술 후에도 증상이 오래갈 수 있습니다. 체중을 5-10%만 줄여도 저림과 통증이 완화된다고 합니다. 당뇨 환자는 공복혈당과 당화혈색소(HbA1c)를 6.5-7% 이내로 유지했을 때 수술 후 회복이 빠릅니다.

Q6. 카페인(커피, 에너지음료) 섭취는 증상에 영향을 줄 수 있나요?

네, 간접적인 영향이 있습니다. 커피를 하루 1-2잔 정도 마시는 것은 문제가 되지 않습니다. 다만 오후나 저녁 늦게 마시면 수면의 질이 떨어지고, 부종을 악화시켜 증상에 영향을 줄 수 있습니다. 에너지음료는 카페인뿐만 아니라 당분이 들어 있어서 피하는 것이 좋습니다.

Q7. 임신이나 폐경 시기에 손목터널증후군이 잘 생기는 이유가 있나요?

네, 호르몬 변화로 증상이 생기거나 악화될 수 있습니다. 임신 중에는 체내 수분이 늘어나면서 손목터널 내 조직이 붓고 신경이 눌리기 쉽습니다. 임신 후기에 증상이 심해지는 경우가 많고, 출산 후 자연히 호전되기도 합니다. 폐경기에도 부종이 생기면서 증상이 나타날 수 있습니다.

Q8. 갑상선 질환이 있으면 손목터널증후군이 더 잘 생기나요?

네, 더 잘 생깁니다. 갑상선기능저하증이 있으면 몸 전체에 부종이 생기기 쉽고, 손목터널 내 조직도 부어서 신경이 눌릴 수 있습니다. 치료하면 부종이 줄면서 손목터널증후군 증상도 호전되는 경우가 있습니다.

7-4

재발 방지와 장기 관리

손목터널증후군 수술 후 재발률은 수술 방법과 관리에 따라 크게 달라집니다. 전통적인 손바닥 절개 수술은 10-20%의 재발률을 보이는데, 주로 손바닥 흉터 조직의 유착 때문입니다. 이에 비해 손목주름법은 1% 미만입니다. 하지만 어떤 수술을 받았든 전신 건강 관리를 소홀히 하면 재발 위험이 높아집니다.

재발의 주요 위험 요인은 비만과 당뇨 같은 대사 질환, 갑상선 질환이나 호르몬 불균형입니다. 손목의 반복적인 사용만으로 재발을 설명하기는 어렵지만, 과한 사용이 겹치면 위험이 높아질 수 있습니다. 비만과 당뇨는 신경 회복을 방해하고 염증을 악화시키며, 호르몬 변화는 손목터널 내에 있는 힘줄의 부종을 유발합니다. 운동선수, 연주자, 조리사, 군인, 경찰, 소방관, 미용사처럼 손을 집중적으로 사용하는 직업군은 재발 관리가 직업 유지와 직결되므로 더욱 주의가 필요합니다.

재발 방지는 체계적인 관리가 필요합니다. 수술 후에도 손목 보호 습관을 유지하고, 작업 환경을 개선하며, 체중과 혈당을 관리해야 합니다.

Q1. 수술 후 증상이 좋아졌는데도 보호대를 계속 해야 하나요?

아니요, 계속 할 필요는 없습니다. 오히려 계속 착용하면 손목 관절이 뻣뻣해지고 근육이 약해질 수 있습니다. 보호대는 손목에 큰 부담이 예상되는 특정 상황에서만 도움이 됩니다. 예를 들어 장시간 운전, 무거운 물건 운반, 장시간 설거지 같은 반복 작업 시 단기적으로 착용하는 것이 안전합니다.

Q2. 수술 후 재발을 막기 위해 일상에서 지켜야 할 점은 무엇인가요?

손목을 꺾는 동작을 줄이고 자주 쉬는 것이 중요합니다. 컴퓨터 작업, 요리, 청소처럼 손목을 반복적으로 쓰는 활동을 할 때는 한 시간에 한 번씩 멈추고 가볍게 스트레칭을 합니다. 무거운 물건은 양손으로 나누어 들고, 손목 대신 팔과 몸통에 힘을 실어서 하중을 분산합니다. 스마트폰은 두 손으로 잡거나 음성 입력 기능을 활용하면 손목에 부담이 줄어듭니다.

Q3. 운동선수나 연주자처럼 손을 많이 쓰는 직업이면 재발을 어떻게 막나요?

훈련 전후 스트레칭과 충분한 휴식이 중요합니다. 큰 부하가 예상되는 상황에서는 보호대를 사용합니다. 피아니스트는 건반 높이와 손목 각도를 조정해서 부담을 줄이고, 테니스 선수는 라켓 그립을 교체해서

손저림의 흔한 원인 손목터널증후군

진동을 흡수하는 것이 좋습니다. 연습 시간을 나누고 쉬어야 합니다. 주 1회 이상은 손목을 완전히 쉬게 하는 '휴식일'을 확보합니다.

Q4. 수술 후에도 병원을 계속 다녀야 하나요?

아니요, 회복되면 계속 다닐 필요는 없습니다. 다만 당뇨, 갑상선 질환, 류마티스 같은 전신질환이 있거나 손목을 많이 쓰는 직업군이라면 6개월에서 1년에 한 번 정도 확인하는 것이 좋습니다. 밤에 손저림이 반복되거나 이전보다 손 힘이 약해지는 느낌이 생긴다면 진찰을 받아야 합니다.

Q5. 재발한 것 같으면 병원에서 뭘 말해야 하나요?

수술받은 병원이면 기록이 있으니 그냥 가도 됩니다. 새로운 병원을 간다면 과거의 진단과 수술 이력을 알려야 합니다. 언제 수술을 받았는지, 어떤 방법이었는지(손바닥 절개인지 손목주름 분절감압술인지), 이후 회복 과정은 어땠는지를 이야기해야 정확한 평가가 가능합니다. 최근 어떤 활동 후에 증상이 시작됐는지, 예전과 비교해서 어떻게 다른지도 중요한 정보입니다.

Q6. 손목터널증후군이 있으면 군인, 경찰, 소방공무원에 지원할 수 없나요?

아니요, 증상이 심하지 않으면 지원할 수 있습니다. 하지만 수술 후에도 감각 저하, 악력 저하, 근위축이 남아 있다면 제한을 받을 수 있습니다. 군 특수부대, 경찰, 소방처럼 손 기능이 업무와 연결되는 직종은 신체검사 단계에서 불이익이 생길 수 있습니다. 증상이 심하다면 수술을 받고 회복한 뒤 지원하는 것이 좋습니다. 신체검사에는 악력 측정이 포함되는 경우가 많은데, 전통적인 손바닥 절개 수술은 수개월간 힘이 떨어질 수 있어서 회복 기간을 고려해야 합니다. 한편 손목주름법은 통증이 적고 악력이 빨리 돌아와서 유리합니다.

Q7. 손목터널증후군이 사회활동, 취미생활에 어떤 영향을 주나요?

손을 세밀하게 쓰는 활동이 어려워집니다. 악기 연주, 골프, 테니스, 뜨개질, 공예처럼 손을 쓰는 활동이 불편해집니다. 밤에 손이 저려서 잠을 못 자면 낮 활동에도 지장이 생기고, 손 힘이 약해지면 물건을 자주 떨어뜨려서 일상생활이 힘들어집니다. 경미한 단계라면 약물치료, 물리치료, 스트레칭으로 조절하면서 손 자세만 조심하면 취미생활을 이어갈 수 있습니다. 증상이 심하다면 치료를 미루기보다 수술을 받는 것이 좋습니다. 손목주름 분절감압술처럼 회복이 빠른 방법을 선택하면 수술 후 2-3주면 취미 활동으로 복귀할 수 있습니다.

Q8. 손목터널증후군 환자가 반드시 알아야 할 응급 증상은 무엇인가요?

감각 소실, 마비, 급격한 통증 악화, 감염 징후입니다. 손끝 감각이 사라지거나 손가락에 마비가 오거나, 손이 붓고 통증이 악화되거나, 상

손저림의 흔한 원인 손목터널증후군

처 부위에서 열감과 고름이 나타나면 응급입니다. 이런 증상이 생기면 바로 병원을 방문해야 합니다. 수술 직후나 침, 주사 치료를 받은 뒤에는 감염이나 혈종 같은 합병증이 발생할 수 있어서 주의가 필요합니다. 손가락 색깔이 창백하거나 보라색으로 변하는 것도 혈액순환 장애를 의미합니다.

Q9. 손목을 많이 쓰는 직업(조리사, 미용사, 목수 등)은 수술 후 어떻게 관리해야 하나요?

보조 도구를 활용하고, 작업 방식을 조정하며, 자주 휴식을 취해야 합니다. 초기에는 무거운 도구 사용이나 장시간 작업을 피하는 것이 좋습니다. 조리사는 가벼운 칼과 두꺼운 손잡이를, 미용사는 인체공학적 가위를, 목수는 진동 흡수 장갑을 사용하면 도움이 됩니다. 작업 중에는 1시간마다 5분씩 손목을 스트레칭하고, 업무를 동료와 나누는 것도 방법입니다.

Q10. 재발 위험이 높은 생활습관은 어떤 것들이 있나요?

스마트폰 장시간 사용, 손목을 꺾고 자는 습관, 무거운 물건 반복해서 들기, 진동 공구 사용 등입니다. 특히 밤에 누워서 스마트폰을 오래 쓰는 습관은 교정해야 합니다. 다만 이런 요인들 외에도 알려지지 않은 원인이 많습니다. 유전적 요인, 호르몬 변화, 손목터널의 선천적 구조 등 개인이 조절할 수 없는 요인도 작용합니다.

Part 4

바로잡기
― 오해, 최신 지식, 사례

오해와 진실

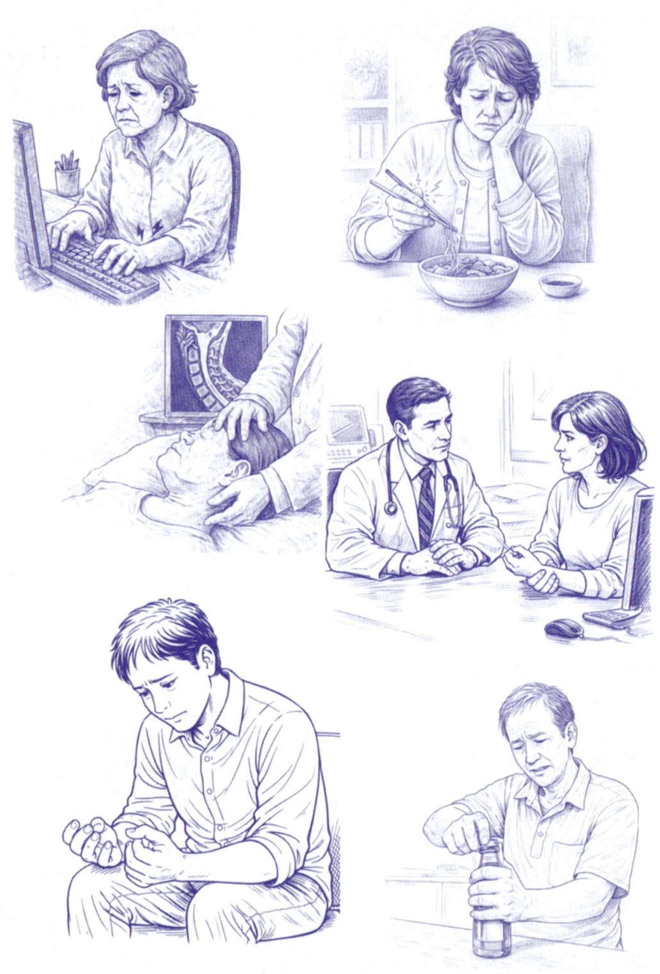

8-1

손목터널증후군에 대한 오해와 진실

손목터널증후군은 흔한 질환입니다. 인터넷 글이나 주변 분들의 경험담, 민간요법 광고 등을 통해 다양한 이야기가 떠돌고 있으나, 의학적 근거가 부족하거나 사실과 다른 경우가 많습니다. 이러한 정보를 그대로 믿고 치료를 미루다가 병이 진행되어서 신경 손상이 영구적으로 남는 경우가 적지 않습니다.

진료실에서 환자가 하는 생각이나 걱정은 비슷합니다. 손목이 아프지 않으니 손목터널증후군이 아닐 것이라고 생각하거나, 수술 후 손이 오히려 나빠질까 두려워하기도 합니다. 손바닥을 절개해야 한다는 말을 듣고 불안해하거나, 수술을 해도 결국 재발한다는 이야기에 치료를 망설이기도 합니다. 이러한 오해는 치료를 지연시켜서 증상을 악화시키는 원인이 됩니다.

손목터널증후군은 조기에 진단받고 치료받으면 좋은 결과를 얻을 수 있습니다. 하지만 치료 시기를 놓치면 손끝 감각이 돌아오지 않거나 손 근육이 위축되어서 일상생활에 큰 지장을 줄 수 있습니다. 자주 듣는 오해들을 하나씩 살펴보고 사실을 확인해 보겠습니다.

오해 1. 손목터널증후군은 손목이 아픈 질환이다

진실: 아닙니다. 손목 통증은 드뭅니다. 환자는 물론 일부 의료인이나 매체에서도 이렇게 설명하는 경우가 있지만 사실이 아닙니다. 이 질환의 핵심은 손목 통증이 아니라, 손목 안에 있는 정중신경이 눌려서 생기는 손가락 저림과 힘 빠짐입니다. 엄지, 검지, 중지, 그리고 약지의 일부에서 저리고 감각이 둔해지는 것이 특징입니다. 환자는 손목은 멀쩡한데 젓가락질이 힘들어지거나 단추를 채우기 어려워지면서 뭔가 이상하다는 느낌을 받습니다.

오해 2. 손이 저리면 모두 손목터널증후군이다

진실: 아닙니다. 손목터널증후군이 가장 흔하지만, 목디스크, 당뇨로 인한 신경 손상, 뇌졸중, 팔꿈치나 어깨 부위 신경 압박 등에서도 비슷한 증상이 생깁니다. 손목터널증후군의 특징은 밤에 심해지고, 손을 털면 잠시 좋아지며, 엄지부터 약지의 반까지 손바닥 쪽으로 저립니다. 손이 앞뒤로 저리거나 어깨, 팔까지 아프다면 목디스크나 다른 질환을 먼저 의심해야 합니다. 새끼손가락이 저리면 척골신경 문제일 가능성이 높습니다.

  손저림의 흔한 원인 손목터널증후군

오해 3. 젊은 사람은 손목터널증후군에 안 걸린다

진실: 아닙니다. 젊은 사람도 걸립니다. 이 병은 40-60대 여성에게 많지만, 20-30대에서도 발생합니다. 컴퓨터나 스마트폰을 오래 쓰는 경우, 바이올린 연주자처럼 손목을 반복 사용하는 직업, 테니스 선수 같은 운동선수에게도 나타날 수 있습니다. 여성은 임신이나 호르몬 변화로 발병하기도 합니다. 타고난 유전적 소인으로 생기기도 하고, 아직 밝혀지지 않은 원인도 많습니다. 손목터널이 선천적으로 좁은 사람도 있고, 특별한 이유 없이 생기는 경우도 흔합니다.

오해 4. 손목터널증후군은 남자는 안 걸린다

진실: 아닙니다. 남성도 걸립니다. 여성에서 약 3-4배 더 많지만, 남성 환자도 드물지 않습니다. 전체 환자 수가 워낙 많기 때문입니다. 목수, 요리사, 운전기사, 생산라인 근로자처럼 손을 반복해서 쓰는 직업군에서 잘 생깁니다. 당뇨나 갑상선 질환이 있는 경우 위험이 커집니다. 컴퓨터 작업이 많은 남성 사무직 근로자에서도 늘고 있습니다.

오해 5. 임신 중 손저림은 그냥 지나간다

진실: 대부분은 그렇지만, 아닌 경우도 있습니다. 출산 후 호전되는 경우가 많지만, 증상이 계속되거나 악화될 수도 있습니다. 원인은 호르몬 변화와 부종 때문입니다. 임신, 수유기에는 약물치료가 제한되므로, 손목 보호대 착용, 수면 자세 교정, 손을 높게 두는 습관 같은 생활

관리가 중요합니다.

오해 6. 손목터널증후군은 손을 안 쓰고 쉬면 그냥 좋아진다

진실: 아닙니다. 단순히 손을 덜 쓴다고 낫지 않습니다. 초기에는 휴식으로 호전될 수 있지만, 심한 신경 압박은 휴식만으로 해결되지 않습니다. 오히려 관절이 굳거나 근육이 약해질 수 있습니다. 이 질환은 근육 피로가 아니라 신경이 눌려서 생기기 때문에 원인을 치료하지 않으면 증상이 반복됩니다.

오해 7. 손목터널증후군은 손목을 많이 쓰는 사람만 걸린다

진실: 아닙니다. 손을 많이 쓰지 않아도 걸리는 분이 많습니다. 대부분의 원인을 알지 못하며, 당뇨병, 갑상선 기능 이상, 비만, 류마티스 관절염 같은 전신질환도 영향을 줍니다. 임신이나 폐경처럼 호르몬 변화가 있는 시기에도 잘 생깁니다. 손목터널이 선천적으로 좁거나 유전적 소인이 있는 사람도 있습니다. 손목 사용이 계기가 될 수는 있지만, 몸 상태가 함께 작용해야 발병 위험이 높아집니다.

오해 8. 손바닥을 절개해서 확실히 신경을 보고 수술해야 재발이 안 된다

진실: 아닙니다. 손바닥 절개 수술이 재발이 더 잘됩니다. 절개 범위가 클수록 흉터 통증과 기둥통 같은 합병증도 잘 생깁니다. 반대로 손

 손저림의 흔한 원인 손목터널증후군

목주름 분절감압술이나 내시경 수술은 상처가 작고 회복이 빠르며, 유착 위험도 적어서 예후가 좋습니다. 재발을 막는 핵심은 신경을 정확하게 감압하고 유착을 최소로 하는 것입니다.

오해 9. 손목터널증후군은 수술만 하면 완치되고 평생 재발이 없다

진실: 아닙니다. 100% 완치는 아니고 재발 가능성이 있습니다. 수술법에 따라 성공률과 재발률이 다릅니다. 손바닥을 절개하는 전통적 방법은 재발률이 10-20%에 이릅니다. 내시경 수술은 재발률이 7-25%, 손목주름 분절감압술은 1% 미만입니다. 재발률은 재수술률과는 다르며, 재수술 확률은 훨씬 낮습니다.

오해 10. 손목터널증후군은 수술 후 재발하면 방법이 없다

진실: 아닙니다. 재발해도 치료 방법이 있습니다. 심하지 않을 때는 약물치료, 주사치료, 보조기 착용 등 비수술 치료를 먼저 시도할 수 있습니다. 심한 증상의 재발이 있을 때만 재수술을 합니다. 재수술 비율은 낮아서, 손바닥 절개 수술이 1.5-3%, 내시경 수술이 2-6%, 손목주름법은 1% 미만입니다. 재수술은 처음 수술보다 난이도와 위험성이 크지만 가능합니다. 수술 부위의 유착이나 해부학적 변화 때문에 신경 손상 위험이 커지므로 더 세심한 수술 기법이 필요합니다. 필요하면 신경 박리술, 지방 이식 등 보조 술기를 병행해서 결과를 개선하기도 합니다. 손바닥 절개 수술 후 재발한 환자를 손바닥을 다시 절개하지

않고 손목주름법으로 재수술하는 방법도 좋은 선택입니다.

오해 11. 손목터널증후군은 수술받아도 평생 관리해야 하는 질환이다

진실: 아닙니다. 수술이 잘 되면 계속 관리할 필요는 없습니다. 수술 후 증상이 안정되면 신경 안 쓰고 생활하면 됩니다. 손바닥 절개 수술을 받은 경우 재발 위험이 상대적으로 높습니다. 당뇨병이나 갑상선 질환, 비만, 손목 과사용 같은 위험 요인이 있으면 증상이 다시 나타날 수 있습니다. 손목주름법은 재발률이 낮아 더 안심할 수 있습니다.

오해 12. 손목을 움직일 때 관절에서 소리가 나면 손목터널증후군이다

진실: 아닙니다. 손목터널증후군과 관련이 없습니다. 관절 내 기포가 터지거나 힘줄이 뼈를 지나가면서 나는 자연스러운 현상입니다. 주요 증상은 손저림, 감각 저하, 엄지 근육 약화이지 소리가 아닙니다. 다만 소리와 함께 손목이 붓거나 통증이 있고 움직임이 제한된다면 관절염이나 인대 손상 같은 다른 질환일 수 있으므로 검사가 필요합니다.

오해 13. 손이 차갑고 시리면 손목터널증후군이다

진실: 아닙니다. 수족냉증(레이노증후군)일 가능성이 높습니다. 추운 곳에서 손가락이 하얗게 또는 파랗게 변한다면 의심해야 합니다. 손목터널증후군의 주요 증상은 엄지, 검지, 중지의 저림과 무감각이지 차가운 것이 아닙니다. 일부 환자는 신경 압박으로 손이 차갑게 느껴

 손저림의 흔한 원인 손목터널증후군

질 수 있지만, 흔한 증상이 아닙니다.

오해 14. 손목터널증후군은 손목 보호대만 차고 안 움직이면 대부분 치료된다

진실: 아닙니다. 고정만으로는 치료 효과가 한정됩니다. 보호대는 손목을 중립 위치로 유지해 밤에 손목이 꺾이면서 생기는 저림을 줄여 주고, 낮에는 손목 부담을 덜어 주는 역할을 합니다. 효과를 보려면 3개월 이상 꾸준히 착용해야 하지만, 하루 종일 차면 손목 근육이 약해지고 관절이 굳어 오히려 악화될 수 있습니다. 올바른 사용법은 주로 잘 때 착용하고, 낮에는 증상이 심한 작업을 할 때만 쓰는 것입니다. 단독으로는 부족하므로 약물치료나 주사치료를 함께 받아야 효과가 좋습니다.

오해 15. 손목터널증후군은 수술하면 손 기능이 떨어지므로 가급적 수술을 하지 말아야 한다.

진실: 아닙니다. 수술 후 대부분 손 기능이 좋아집니다. 수술로 눌려 있던 신경이 풀리면 손저림과 통증이 사라지고, 감각이 돌아오며 엄지 근육의 힘도 회복됩니다. 수술 성공률은 90% 이상으로 높고, 합병증도 1-2% 정도로 드뭅니다. 수술 후 일시적으로 손목이 뻐근하거나 힘이 약해진 느낌이 들 수 있지만, 이는 회복 과정에서 나타나는 자연스러운 현상으로 2-3개월이면 대부분 호전됩니다.

오해 16. 손목터널증후군 수술을 받으면 흉터가 크게 남는다

진실: 아닙니다. 수술 방법에 따라 흉터가 다릅니다. 전통적인 손바닥 절개 수술은 손바닥에 3-5cm의 큰 흉터를 남깁니다. 손목주름 분절 감압술은 손목주름에 1.5cm 정도의 작은 절개만 하므로 흉터가 거의 없습니다. 내시경 수술도 작은 절개 1-2개만 내서 흉터가 작습니다.

오해 17. 손목터널증후군은 민간요법(파스, 찜질, 운동)으로 충분히 낫는다

진실: 아닙니다. 민간요법은 일시적으로 통증을 줄여 줄 수 있지만 신경 압박을 해결하지는 못합니다. 파스의 소염 성분이나 찜질의 온열 효과, 스트레칭으로 잠시 편해질 수는 있으나, 증상만 가릴 뿐 병을 치료하는 것은 아닙니다. 민간요법에만 의존하다가 치료 시기를 놓치면 신경이 손상되어 엄지 근육이 줄어들고 젓가락질이나 단추 잠그기 같은 일상 동작이 어려워질 수 있습니다.

오해 18. 손목터널증후군은 운동이나 자세 교정으로 예방할 수 있다

진실: 아닙니다. 예방 효과는 있지만 크지 않습니다. 특별한 원인 없이 발생하는 특발성 손목터널증후군이 전체 환자의 절반 이상을 차지하며, 예방으로 막을 수 없는 부분이 많습니다. 올바른 자세와 스트레칭이 도움은 되지만, 체질적 요인이나 손목 구조, 호르몬 변화, 유전적 소인 등 개인이 조절할 수 없는 요인들이 더 작용합니다. 손목터널이

 손저림의 흔한 원인 손목터널증후군

선천적으로 좁거나, 갱년기나 임신, 당뇨병, 갑상선 질환이 있으면 생길 수 있습니다.

오해 19. 손목터널증후군에 최신 비수술 치료법이 수술만큼 효과가 좋다

진실: 아닙니다. 줄기세포 주사, PRP 주사, DNA 주사, 프롤로 주사 같은 방법들이 있지만, 수술만큼 효과가 좋다는 근거는 없습니다. 신경이 눌리는 근본 원인을 해결하지 못하므로, 일시적으로 증상이 좋아져도 재발하는 경우가 많습니다. 초음파 유도 주사나 신경 활주 운동도 초기에는 도움이 될 수 있지만, 중기 이상에서는 효과가 제한적입니다.

오해 20. 손목터널증후군에 손목주름 분절감압술은 무조건 좋다

진실: 아닙니다. 대부분 좋지만 모두에게 적용되지는 않습니다. 손목터널증후군 환자의 99% 이상에서 시행 가능하지만, 특수한 상황에서는 제한이 있습니다. 손목 골절로 인한 변형이나 심한 유착이 있거나, 손목터널 내에 종양이나 활막염이 심하면 전통적인 손바닥 절개술이 더 안전하고 확실합니다. 류마티스 관절염으로 힘줄이 매우 두꺼워졌거나 해부학적 변이가 있어도 손바닥 절개술이 낫습니다.

오해 21. 손목터널증후군은 전통적인 손바닥 절개 수술이 가장 확실하고 완벽한 수술이다

진실: 아닙니다. 오랫동안 검증된 수술이지만 가장 좋지는 않습니다. 표준 손바닥 절개술은 손바닥을 5cm 절개하다 보니 통증이 오래가고, 흉터가 크며, 회복 기간이 2-3개월로 긴 단점이 있습니다. 재발률이 10-20%로 높습니다. 최근에는 내시경 수술이나 손목주름 분절감압술처럼 상처가 작으면서도 효과는 더 좋은 방법들이 선호됩니다.

오해 22. 손목터널증후군은 수술하면 합병증이 무조건 생긴다

진실: 아닙니다. 수술 합병증은 드문 편입니다. 어떤 수술법을 선택하든 95% 이상 합병증 없이 회복됩니다. 신경 손상 같은 심각한 합병증은 0.1-0.3%입니다. 수술법에 따라 차이가 있는데, 손바닥 절개술은 흉터 통증이나 기둥통이 생길 수 있지만 대부분 3-6개월 내에 호전됩니다. 손목주름법은 합병증이 더 적습니다.

오해 23. 손목터널증후군은 스트레칭이나 운동만 하면 완치할 수 있다

진실: 아닙니다. 대부분 완치되지 않습니다. 인터넷 정보는 개인의 증상 정도나 손목 상태를 고려하지 않은 일반적인 내용이며, 검증되지 않은 효과를 주장하기도 합니다. 신경이 눌린 상태에서 무리한 스트레칭을 하면 염증이 악화되고, 잘못된 자세로 하면 손목에 부담을 줍니다. 손목 관절염이나 인대 손상이 동반된 경우 같은 동작이라도 역효

 손저림의 흔한 원인 손목터널증후군

과가 나므로 주의해야 합니다. 운동은 초기 단계에서 보조적으로 도움
이 될 수 있지만, 정확한 진단을 받고 자신에게 맞는 방법을 배우는 것
이 좋습니다.

오해 24. 손목터널증후군은 수술하면 거의 다 재발한다

진실: 아닙니다. 재발률이 높지 않습니다. 손바닥을 절개하는 전통적
수술의 재발률은 10-20% 정도이며, 손목주름 분절감압술은 1% 미만입
니다. 증상이 다시 생겨도 대부분은 경미해 재수술까지 가지 않습니다.

오해 25. 손목터널증후군은 치료 안 해도 시간이 지나면 저절로 낫는다

진실: 아닙니다. 저절로 낫는 경우가 드뭅니다. 방치하면 신경 압박
이 점차 심해져 감각이 둔해지고 엄지 근육이 약해지며, 젓가락질이나
단추 잠그기 같은 세밀한 동작이 어려워집니다. 증상이 일시적으로 줄
어드는 것은 낫는 것이 아니라 신경이 손상되는 위험 신호일 수 있습
니다.

오해 26. 손목터널증후군 치료는 표준 방법으로 동일하게 진행된다

진실: 아닙니다. 환자마다 달리 진행해야 합니다. 증상의 정도, 발병
기간, 직업, 나이, 기저질환 유무 등을 고려해 개별 치료를 계획합니다.
초기 단계의 사무직 환자는 손목 보호대와 자세 교정만으로 좋아질 수

있지만, 피아니스트나 치과의사처럼 손을 정밀하게 사용하는 직업군
은 빠른 회복을 위해 조기 수술이 필요할 수 있습니다. 임산부는 출산
후 자연 호전되기도 해서 비수술 치료를 우선하고, 당뇨병 환자는 혈당
관리와 함께 적극적인 치료가 필요합니다. 양손인지 한 손인지, 엄지
근육이 줄어들었는지에 따라서도 치료 방법이 달라집니다.

오해 27. 손목터널증후군 수술은 위험하고 회복이 오래 걸리므로 끝까지 피해야 한다

진실: 아닙니다. 수술은 안전하고 회복도 빠릅니다. 초기에는 약물이
나 주사치료로 증상 조절이 가능하지만, 이런 치료로 3-6개월 이상 호
전이 없거나 엄지 근육이 약해지기 시작하면 수술이 필요합니다. 수술
을 너무 늦게 하면 신경이 손상되어 수술해도 감각이나 근력이 회복되
지 않을 수 있습니다.

   손저림의 흔한 원인 손목터널증후군

8-2

최신 치료법과 치료 지침

손목터널증후군 치료에서 보호대와 수술 외에도 여러 방법이 시도되고 있습니다. 환자의 직업, 생활 패턴, 증상 변화, 검사 수치, 치료 반응을 고려해 개인별 맞춤 치료를 합니다. 치료 목표는 통증 완화에 그치지 않고, 신경 손상 진행을 막고 재발을 최소화하면서 빠른 일상 복귀를 돕는 데 있습니다.

증상이 좋았다 나빴다를 반복해도 신경은 계속 손상되므로, 참으며 버티기보다 적절한 시기에 치료받는 것이 좋습니다. 검증되지 않은 민간요법이나 장기간 손목 고정은 해가 될 수 있습니다. 표준 치료 지침에 따라 단계별로 접근하고, 3개월마다 효과를 평가해 필요하면 다음 단계로 넘어가는 것이 좋습니다.

치료 기술도 계속 발전하고 있습니다. 손목주름 분절감압술은 회복이 빠르고 재발률도 1% 미만으로 낮습니다. 내시경 수술도 상처가 작아 많이 시행됩니다. 초기에는 스테로이드 주사를 놓거나 신경 활주 운동을 병행하며, 혈소판 풍부 혈장(PRP) 주사나 체외충격파 같은 새로운 치료법도 시도되고 있습니다. 다만 비수술 치료에 반응하지 않거나 중기 이상이면 수술이 표준 치료로 인정받고 있습니다.

오해 1. 비수술 치료법으로 손목터널증후군을 완치할 수 있다

진실: 아닙니다. 비수술 치료법으로 완치할 수 있다는 근거는 없습니다. 손목 보호대, 스트레칭, 신경 활주 운동, 약물치료, 스테로이드 주사, PRP 주사, 체외충격파, 생리식염수 주입법 등 비수술 치료법이 있지만, 증상을 완화할 뿐 신경 압박의 원인을 해결하지 못합니다. 비수술 치료는 수술 전 단계의 보조 수단이거나 수술이 어려운 환자를 위한 대안입니다.

오해 2. 손목터널증후군의 원인은 손을 많이 쓰는 것이다

진실: 아닙니다. 손을 많이 쓰는 것만으로 생기는 병이 아닙니다. 대부분 원인을 알 수 없고, 당뇨병, 갑상선 기능 이상, 비만, 수면장애, 임신으로 인한 호르몬 변화, 전신 염증 등이 위험 요인입니다. 손목을 반복적으로 사용하는 상황에서 이런 대사 질환이나 호르몬 문제가 겹치면 신경이 붓고 손목터널이 좁아져 증상이 나타납니다. 당뇨병이나 갑상선 질환이 있으면 주사나 약물 효과가 떨어지는 경우가 있어, 기저질환을 치료하면서 손목 치료를 병행해야 합니다.

 손저림의 흔한 원인 손목터널증후군

오해 3. 검증된 표준 치료 외에도 효과적인 방법이 많다.

진실: 아닙니다. 검증되지 않은 방법은 효과가 없거나 해로울 수 있습니다. 장기간 손목을 고정하거나 깁스를 하는 것은 손목을 굳게 만들어 회복을 더디게 하브로 권장되지 않습니다. 침, 뜸, 약침 같은 치료는 의학적 근거가 부족해 표준 치료로 인정받지 못합니다. 초음파만 보고 시행하는 경피 절개술은 신경이나 혈관을 다칠 위험이 있어 피해야 합니다. 스테로이드 주사도 만능이 아니어서, 1-2회 맞았는데도 밤에 손이 저리면 주사를 반복하기보다 다른 치료법으로 바꿔야 합니다.

오해 4. 손목주름 분절감압술이나 내시경 수술은 손바닥 절개 수술보다 무조건 좋다

진실: 아닙니다. 장점이 있지만 모든 환자에게 적합하지는 않습니다. 손목주름 분절감압술은 손목주름 부위만 1.5cm 절개하고, 손바닥 부분은 터널로 수술하기 때문에 손바닥 통증과 흉터가 없고 회복이 빠릅니다. 내시경 수술도 작게 절개해 회복이 빠르지만, 숙련도에 따라 결과가 달라집니다. 다만 손목터널 내에 종양이나 감염이 있거나, 힘줄 주변 염증 조직이 많거나, 과거 골절 이력이 있으면 적합하지 않습니다.

오해 5. 최신 주사치료는 수술만큼 효과적이다

진실: 아닙니다. 어떤 주사도 수술만큼 효과적이지는 않습니다. 초음

파 유도 스테로이드 주사, PRP 주사, 프롤로 주사 등이 시도되고 있으
나, 주사는 신경 압박을 해결하지 못하므로 효과가 일시적입니다. 초
기 환자는 주사와 함께 신경 활주 운동을 병행하면 증상이 좋아질 수
있습니다. 주사는 초기나 경증에는 도움이 되지만, 중기 이상이거나
신경 손상이 진행되면 수술이 필요합니다.

오해 6. 손바닥 절개 수술은 재발률이 높아서 피해야 한다

진실: 아닙니다. 재발률이 10-20%로 높은 편이지만, 재발해도 재수
술이 필요한 경우는 드뭅니다. 증상이 경미한 경우가 대부분이어서 재
수술이 필요한 환자는 3% 이하입니다.

오해 7. 손목터널증후군은 통증이나 저림만 없애면 된다

진실: 아닙니다. 치료의 핵심은 통증을 줄이는 것이 아니라 신경 손
상 진행을 막는 것입니다. 통증이나 저림이 사라져도 신경 압박이 계속
되면 감각이 둔해지고 엄지 근육이 약해집니다. 증상이 좋아졌다 나빠
졌다를 반복하는 동안에도 신경 손상은 진행됩니다. 증상 완화에만 집
중하다 치료 시기를 놓치면 수술을 해도 회복이 어려울 수 있습니다.

   손저림의 흔한 원인 손목터널증후군

9장

사례로 보는 손목터널증후군

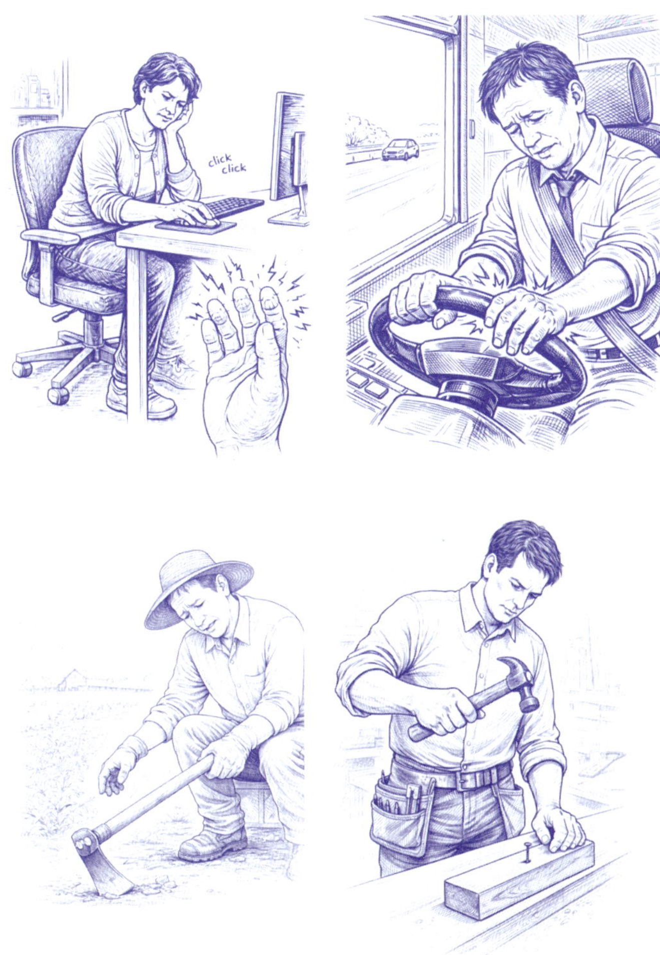

9-1

치료 시기를 놓친 경우

손목터널증후군은 시간이 지날수록 신경 손상이 누적됩니다. 초기에 치료하면 회복이 빠르지만, 늦추면 영구적인 장애가 남을 수 있습니다.

- 6개월 이상 미루면: 감각 회복 불완전
- 1년 이상 미루면: 손 힘 70%만 회복
- 2-3년 이상 미루면: 영구적 기능 제한

바로 병원에 가야 할 때

- 밤에 손저림으로 2주 이상 잠에서 깰 때
- 손끝 감각이 둔해졌을 때
- 엄지 근육이 꺼져 보일 때

사례 1. 수술을 미루다 일부 마비가 남음

55세 주부는 설거지, 빨래, 요리 등 집안일로 손을 많이 써 왔습니다. 처음엔 밤마다 엄지, 검지, 중지가 저리고 화끈거렸습니다. 젓가락질

 손저림의 흔한 원인 손목터널증후군

이 서툴러지고 휴대폰을 오래 잡고 있기 힘들어졌습니다. "나이 들면 다 그렇다"는 말을 듣고 병원 방문을 미뤘습니다.

시간이 지나자 새벽마다 손이 저려 잠에서 깼고, 아침에는 손이 붓고 뻣뻣했습니다. 힘이 없어 빨래를 짜거나 병뚜껑을 열기 어려웠고, 장 볼 때는 카트를 잡은 손이 저렸습니다. 나중에는 물건을 자주 떨어뜨렸고, 엄지 근육이 줄어들었습니다.

1년 만에 병원을 찾았을 때는 말기 손목터널증후군 단계였습니다. 검사 결과 신경 손상이 심각했습니다. 수술 후 밤에 저린 증상은 없어졌지만, 힘과 손끝 감각은 다 돌아오지 않았습니다.

사례 2. 약과 주사로 2년간 버티다 수술받고 일부만 회복

62세 자영업자는 손을 많이 쓰는 일을 했습니다. 처음엔 손만 좀 저린 정도라 파스와 진통제로 버텼습니다. 증상이 심해져 병원을 찾았고, 손목터널증후군 진단을 받았습니다. 의사가 일단 주사를 맞아보자고 해서 스테로이드 주사를 맞았습니다. 잠시 좋아졌지만 다시 재발했습니다. 의사는 주사는 일시적인 방법이라 더 심해지면 수술해야 한다고 했습니다. 그 병원에서 주사를 더 놔주지 않자 다른 병원을 전전하며 약과 주사에만 의존했습니다. 시간이 지나자 밤마다 손이 심하게 저렸고, 일을 조금만 해도 손이 쉽게 피로해졌습니다. 잘 하던 일이 서툴러지고 손 힘이 약해져 병뚜껑을 따거나 열쇠를 돌리기도 힘들어졌습니다.

도저히 안 되겠다 싶어 다시 찾은 병원 검사에서 엄지 근육이 줄어들고 운동신경까지 손상된 말기 손목터널증후군으로 확인되었습니다. 의사는 수술을 권했지만 환자는 "아직 일해야 한다"며 또 미뤘습니다. 수술 후 통증은 호전되었지만, 손 힘이 다 돌아오지 않아 생업을 지속하기 어려워졌습니다.

사례 3. 수술에 대한 공포로 3년을 미루다가 부분 장애가 남음

48세 사무직 남성은 직업상 하루 8시간 이상 컴퓨터 작업을 했습니다. 처음 증상은 마우스를 오래 쓰면 손이 저리는 정도였습니다. 파스를 붙이고 손목 보호대를 차며 버텼지만 타이핑 실수가 늘었습니다. 서류를 떨어뜨리거나 회의 중 펜을 놓치는 일이 생겼습니다.

병원에서 검사를 받고 중기 손목터널증후군을 진단받았지만 "수술이 무섭다"며 치료를 미뤘습니다. 인터넷에서 본 민간요법을 해 보았지만 증상은 악화되었습니다. 이후 엄지 쪽 손바닥 근육이 눈에 띄게 줄어들었고, 작은 물건을 집거나 서류를 넘기기도 어려워졌습니다. 밤마다 손이 아파 잠을 못 잤고, 낮에는 업무 집중력도 떨어졌습니다.

3년 만에 병원을 다시 찾았을 때는 말기 상태였습니다. 검사 결과 감각신경과 운동신경이 손상되었습니다. 수술 후 야간 통증은 해소되었으나, 세밀한 감각과 손 힘은 일부만 회복되었습니다.

손저림의 흔한 원인 손목터널증후군

9-2

정확한 진단의 중요성

손목터널증후군은 목디스크나 관절염으로 잘못 진단되기 쉽습니다. 손저림만 보고 목 MRI부터 찍거나, 류마티스 수치가 높다고 류마티스로 착각하는 경우가 있습니다. 오진으로 치료가 늦어지면 신경에 영구 손상이 생기거나 수술을 받아도 회복이 불완전할 수 있습니다.

손목터널증후군의 특징

- 손바닥 쪽 엄지, 검지, 중지만 저림(목디스크는 팔 전체나 손등까지)
- 밤이나 새벽에 심해짐(관절염은 아침에 뻣뻣)
- 손을 털면 일시적으로 좋아짐

사례 1. 손목터널증후군을 목디스크로 오진

60세 여성 공무원은 구청에서 하루 7-8시간 컴퓨터 작업을 했습니다. 처음엔 손끝이 살짝 저린 정도였고, 밤에는 증상이 심해 자주 깼지만 "나이 탓"으로 여겼습니다.

첫 번째 병원에서 목 MRI를 찍었더니 제법 심한 목디스크가 발견되었습니다. 의사는 "목디스크 때문에 손이 저린 것"이라며 신경치료와 물리치료를 권했습니다. 꾸준히 치료받았지만 증상은 악화되었습니다. 시간이 지나자 아침마다 손이 심하게 저리고 부었습니다. 컵을 자주 놓쳤고, 엄지 근육이 눈에 띄게 줄어들었습니다.

다른 병원에서 신경전도검사를 받은 결과, 말기 손목터널증후군으로 진단되었습니다. 목디스크가 아니라 손목에서 신경이 눌려 있었던 것입니다. 수술 후 손저림은 사라졌지만, 오랜 기간 방치된 탓에 손끝 감각은 다 회복되지 않았습니다.

사례 2. 류마티스 관절염으로 오진

52세 농부는 오랫동안 농사를 지으며 하루 종일 농기구를 사용했습니다. 어느 날부터 손이 붓고 저리기 시작했는데, "관절염인가?" 싶어 병원을 찾았습니다.

첫 병원에서 혈액검사 결과 류마티스 관련 수치가 높다며 관절염 진단을 받고 약을 먹었습니다. 하지만 손저림은 악화되었습니다. 시간이 지나자 곡괭이를 놓쳐 발을 다칠 뻔했고, 잡초를 뽑다가 손에 힘이 빠져 일을 못 했습니다. 다른 병원에서 새로 진찰을 받고 신경전도검사를 받은 결과, 손목터널증후군이었습니다. 관절염이 아니라 신경이 눌려 문제가 되었던 것입니다. 수술 후 손저림은 사라졌지만, 오랫동안 방치한 탓에 손 힘은 예전만 못했습니다.

  손저림의 흔한 원인 손목터널증후군

9-3

전통적 손바닥 절개 수술

전통적인 손바닥 절개 수술은 손바닥을 5cm 절개합니다. 대다수 병원에서 가장 많이 하고 있습니다. 신경을 직접 확인하며 수술하기에 정확하고, 손목 구조가 복잡하거나 유착이 심한 경우에도 할 수 있습니다. 다만 회복 기간이 6-8주로 길고, 수술 후 기둥통이 30-40%에서 생기며, 흉터가 크고 재발률이 10-20%입니다.

이런 경우에 적합합니다

- 손목 구조가 복잡하거나 변형이 있을 때
- 손목터널 안에 낭종이나 종양이 있을 때
- 주사나 시술로 감염이 발생했을 때
- 회복 기간을 확보할 수 있을 때

사례 1. 저림이 심해 손바닥 절개 수술을 받음

45세 여성 교사는 칠판에 글씨를 쓰고 채점하느라 손을 많이 썼습니다. 언제부터인지 밤에 손이 저려 수면장애가 생겼고, 수업 중 분필을 자주 떨어뜨리게 되었습니다.

병원에 갔더니 말기 손목터널증후군으로 확인되어 손바닥 절개 수술을 받았습니다. 손바닥을 약 5 cm 절개해 신경 압박을 해소하는 수술이었습니다. 수술받고 나서 손저림은 많이 줄었지만, 상처가 한동안 아팠습니다.

수술 후 한 달은 물건을 세게 잡으면 상처가 당기고 아팠지만, 물리치료를 받으며 나아졌습니다. 몇 달 후에는 상처가 아물고 손 힘도 회복되어 다시 칠판에 글씨를 쓸 수 있었습니다.

사례 2. 수술 후 손바닥 깊은 통증(기둥통)으로 재활이 길어짐

60세 남성 시내버스 운전기사는 오랫동안 버스를 몰았습니다. 어느 날부터 손이 저리기 시작했는데, 근무 시간이 길어 손을 쉴 틈이 없다 보니 점점 심해졌습니다. 통증을 도저히 참을 수 없게 되어 병원을 찾았고, 검사 후 말기 손목터널증후군 진단받고 수술을 받았습니다.

수술 후 손저림은 줄었지만, 손바닥 깊은 곳에서 찌르는 듯한 통증이 남았습니다. 환자는 "손바닥 깊숙이 뼈가 쑤시는 것 같고, 운전할 때 힘이 덜 들어간다"고 말했습니다. 상처는 아물었지만 손을 세게 쥘 때마다 안쪽이 당기듯 아파 운전대를 오래 잡기 어려웠습니다.

수술 후 3개월이 지나도 악력은 회복되지 않았습니다. 운전대를 잡을 때 힘이 부족해서 복귀가 늦어졌고, 물리치료와 재활치료를 받아야

     손저림의 흔한 원인 손목터널증후군

했습니다. 근력 운동과 스트레칭을 병행하면서 힘은 좋아졌지만, 손바닥의 깊은 통증은 사라지지 않았습니다. 일단 일에 복귀는 했지만 한참이 지나도 장거리 운전을 하면 불편했고, 손에 힘을 줘야 하는 상황에서는 통증 때문에 놀라거나 동작이 느러지곤 했습니다.

사례 3. 손바닥 절개 수술 후 재발

47세 여성은 사무직으로 키보드와 마우스를 많이 사용했습니다. 야간 손저림과 힘 빠짐이 심해져 병원에서 검사를 받고 손목터널증후군으로 진단되었습니다. 보존적 치료를 했으나 호전이 없어 손바닥 절개 수술을 받았습니다. 수술받자마자 증상이 좋아졌습니다. 밤에 잘 수 있었고, 업무 중 물건을 놓치는 일도 없어져 만족스러웠습니다.

하지만 1년 후 같은 증상이 다시 나타났습니다. 손저림이 심해지고, 밤에도 통증 때문에 잠들기 어려웠습니다. 의사는 손목터널증후군이 재발되었다고 했습니다. 절개 부위 안쪽에서 흉터 조직이 생겨 신경을 다시 압박했을 가능성, 혹은 초기 수술에서 일부 구조가 감압되지 않았을 가능성이 있다고 설명했습니다. 다만 재발했다고 반드시 재수술이 필요한 것은 아니라고 덧붙였습니다. 재수술 대신 약물치료와 물리치료, 재활치료를 병행했고, 시간이 지나자 증상이 호전되었습니다.

사례 4. 재수술 후 회복

53세 남성은 공장에서 기계를 다루는 일을 해 왔습니다. 몇 년 전 손목터널증후군이 있어 손바닥 절개 수술을 받았고, 증상이 호전되었습니다. 최근 다시 손에 힘이 빠지고 저리는 증상이 나타나 진찰을 받았습니다. 검사 결과 손목터널증후군이 재발한 상태였습니다.

약물치료와 물리치료를 열심히 해 봤지만 호전이 없었습니다. 결국 흉터 유착을 제거하고 신경 압박을 해소하는 재수술을 권유받았습니다. 두 번째 수술이라 부담스러웠지만 받기로 했습니다. 수술 후 손저림이 확연히 줄었고 악력도 회복되었습니다.

사례 5. 재수술 후에도 증상이 남음

58세 여성은 음식점을 운영하며 하루 종일 요리, 재료 손질, 무거운 식자재 운반을 했습니다. 어느 날부터 시작된 손저림은 점점 심해져서 나중에는 밤마다 손이 너무 저려 잠을 설쳤습니다. 병원에서 손목터널증후군 진단을 받았습니다. 주사를 맞고 진통제를 먹어도 통증이 전혀 가라앉지 않아 손바닥 절개 수술을 받았습니다. 수술 후 2년 동안은 증상이 호전되어 편하게 지냈지만, 다시 저림과 통증이 나타났습니다. 요리할 때 칼을 오래 쥐기 어려웠고, 반죽이나 설거지를 오래 하면 손바닥 깊은 통증이 심해졌습니다. 쉬면서 약을 먹고 물리치료도 하고 주사도 맞아 봤지만 나아지지 않아 재수술을 받기로 했습니다.

두 번째 수술도 절개했던 손바닥 부위를 다시 열어 유착된 조직을 제거하고 신경을 감압하는 방식으로 했습니다. 수술 직후 저림은 줄었지만, 기대한 만큼의 개선은 없었습니다. 손끝 감각은 여전히 둔했고 손

 손저림의 흔한 원인 손목터널증후군

바닥 깊은 통증도 남아 있었습니다. 무거운 재료 상자를 들거나 큰 냄비를 옮길 때 손에 힘이 들어가지 않았습니다. 일상생활은 가능했지만, 일을 계속해야 할지 고민을 하고 있습니다.

9-4

손목주름 분절감압술

손목 안쪽 주름에 1.5cm 절개만으로 손목터널을 감압하는 방법입니다. 수술 상처가 작아 통증, 부종, 흉터가 적고 손바닥 기둥통이 거의 없습니다. 수술 직후부터 손을 사용할 수 있고, 2주 이내에 직장이나 일상생활로 복귀할 수 있습니다. 손바닥 절개 수술 후 재발한 환자에게도 유리합니다. 다만 기술적으로 까다로워 의사의 숙련도에 따라 결과가 달라지고, 심한 유착, 종양, 골절 등 복잡한 구조에서는 적용이 어려울 수 있습니다.

이런 경우에 적합합니다

- 사무직 종사자나 정밀 작업이 필요한 직업
- 흉터가 부담스러울 때
- 빠른 직장 복귀가 필요할 때
- 양손을 동시에 수술해야 할 때

사례 1. 손목주름 분절감압술로 빠르게 복귀

38세 여성은 대기업 사무직으로 하루 종일 컴퓨터 작업을 했습니다. 1년 전부터 야간 손저림으로 숙면을 못 했고, 낮에는 키보드 치는 것이 쉽게 피곤해져 업무에 지장이 있었습니다. 검사 결과는 중기 손목터널 증후군이었습니다. 한 달 정도 물리치료를 해 보았지만 호전이 없어, 빠른 업무 복귀와 흉터 최소화를 위해 손목주름 분절감압술을 선택했습니다. 마취는 수면 중 국소마취로 했습니다. 수술 다음날부터 통증이 적고 보조기 없이 움직일 수 있어서 펜으로 메모가 가능했고 컵을 잡을 수 있었으며 타이핑도 시작했습니다. 약간 불편하긴 했지만 2주 만에 직장에 복귀해 일할 수 있었습니다. 2달 후에는 저림 증상이 전혀 없어졌습니다. 몇 달 후에는 흉터도 거의 보이지 않았습니다.

사례 2. 손바닥 절개 수술 후 재발, 손목주름 분절감압술로 재수술 후 회복

60세 남성은 목수로 평생 망치, 톱, 드릴을 사용해 왔습니다. 몇 년 전 우측 손목터널증후군으로 손바닥 절개 수술을 받았고, 증상이 호전되어 일을 계속할 수 있었습니다. 그런데 최근 다시 손이 저리고 아프기 시작했습니다. 망치질할 때 손에 힘이 빠져 못질이 어려워지자, 일을 계속할 수 있을지 걱정되었습니다.

검사 결과 손목터널증후군이 재발한 것으로 확인되었습니다. 이미 힘이 빠지는 증상이 있어 재수술은 불가피했습니다. 기존 흉터를 악화시키지 않기 위해 손목주름 분절감압술로 재수술을 했습니다. 손목 쪽에서 피부 밑으로 접근해 신경을 압박하고 있는 인대를 펀치로 분절 절제했습니다. 재수술 직후 저림과 통증이 사라졌습니다. 2주 만에 가벼운 일을 할 수 있었고, 한 달 만에 공사 현장에 복귀했습니다. 손 힘이 빠지던 문제가 해결되어 공구를 안정적으로 쓸 수 있게 되었고, 재활운동을 하면서 세밀한 작업도 다시 할 수 있게 되었습니다.

사례 3. 손목주름 분절감압술 후 빠른 일상 복귀

42세 여성은 회계 부서에서 하루 종일 숫자 입력과 문서 작업을 했습니다. 마감 시즌에는 야근까지 이어져 손목을 쉴 틈이 없었습니다. 1년 전부터 손이 저려서 잠을 설쳤고, 낮에는 타이핑 실수가 잦아져 동료들에게 미안할 정도였습니다. 검사 결과 중기 손목터널증후군이었습니다. 비수술치료를 몇 달 시행해 보았으나 호전과 재발이 반복되어 수술을 받기로 했습니다. 회복 기간이 짧은 치료를 원해 손목주름 분절감압술을 선택했습니다.

수술 몇 시간 후에 펜으로 메모가 가능했습니다. 저림은 줄었습니다. 며칠 후 가벼운 집안일을 할 수 있었고, 1주일 만에 타이핑을 시작했습니다. 2주 후부터 일상생활에 문제가 없었고, 나중에 회사에 복귀해서는 업무 문제도 없어졌습니다.

  손저림의 흔한 원인 손목터널증후군

9-5

수술 후 합병증

손목터널증후군 수술은 안전하지만, 드물게 합병증이 발생할 수 있습니다. 기둥통은 손바닥 절개 수술 후 흔히 발생하며, 손바닥 양쪽 두툼한 부위가 욱신거립니다. 상처 감염은 당뇨 환자나 상처 관리가 안되면 위험하고, 신경 손상은 엄지 힘이 약해지거나 손끝 감각이 둔해질 수 있습니다.

수술 후 주의사항

- 2주간 상처를 물에 담그지 않기
- 무거운 물건 들기 피하기
- 상처는 깨끗하고 건조하게 유지

바로 병원에 가야 할 때

- 상처가 붉게 붓거나 진물이 날 때
- 엄지 힘이 약해질 때

• 감각이 사라지거나 저림이 심해질 때

사례 1. 절개 부위 감염으로 회복이 늦어짐

58세 여성 주부는 10년 전부터 당뇨병으로 투약 중이었는데 혈당 조절이 잘 되지 않았습니다. 잘 때 손이 많이 저렸고, 설거지할 때 손에 힘이 빠져 불편했습니다. 병원에서 손목터널증후군으로 진단받아 약 먹고 물리치료를 했는데, 호전이 없었습니다. 당뇨 때문에 스테로이드 주사는 맞기 어려워서 수술이 낫다고 설명을 들었습니다. 손바닥 절개 수술을 받았습니다.

실밥 제거 후 상처에 문제도 없고 증상이 좋아져서, 설거지와 청소를 다시 시작했습니다. 고무장갑을 끼긴 했지만 상처에 물이 여러 번 닿았습니다.

며칠 후 절개 부위가 빨갛게 부어오르고 진물이 나왔습니다. 병원에서 진찰받고 표재성 감염이 확인되었습니다.

2주간 항생제를 먹고 병원에서 소독받았지만, 당뇨병 때문에 상처가 낫지 않아 아물기까지 오래 걸렸습니다. 그래도 큰 합병증 없이 잘 회복되었습니다. 이 기간 동안 일을 하지 않고 많이 조심했습니다. 손저림은 줄었지만 회복이 늦어져 아쉬웠습니다.

사례 2. 수술 중 신경 손상으로 엄지 힘이 약해짐

42세 남성 요리사는 항상 칼과 프라이팬을 다루며 일했습니다. 몇 년 전부터 손저림이 있어서 참고 일했는데, 2개월 전부터는 조리 중 칼을 자주 놓쳤습니다. 진찰 결과 손목터널증후군으로 진단받았는데, 신경이 많이 약해져서 수술이 급하다는 말을 들었습니다. 병원을 수소문하여 회복이 빠른 내시경 수술을 받았습니다.

그런데 수술 과정에서 합병증이 생겼습니다. 운동신경이 손상되어 엄지 힘이 약해졌습니다. 수술 후 엄지에 힘이 안 들어가 칼을 제대로 잡을 수 없었습니다.

의사는 운동신경이 손상되면 회복이 어렵다고 설명했습니다. 물리치료와 근력 강화 운동으로 남은 기능을 살리고, 칼을 잡을 때 손목과 팔 전체의 힘을 함께 쓰도록 훈련했습니다. 미끄럼 방지 장갑과 보조 도구도 사용하기 시작했습니다.

수술 후 손저림은 사라졌으나, 재활을 해도 섬세한 칼질이나 힘이 필요한 요리는 어려웠습니다. 요리사로 계속 일할 수 있을지 고민이 깊어졌습니다.

사례 3. 손바닥 절개 수술 후 손바닥 통증이 지속됨

54세 여성은 공공기관 사무직으로 문서 작성과 전화 응대를 했습니다. 언제부터인지 타이핑이나 글쓰기가 힘들었고, 물건을 자주 놓쳤으며, 밤에는 손저림에 잠에서 깼습니다. 손목터널증후군 진단으로 비수술치료를 해 보았으나 호전이 없었습니다. 손바닥 절개 수술을 받았습니다. 수술 후 손저림은 줄었지만, 손목과 손바닥에 통증이 생겼습니다. 절개 부위는 욱신거리고 타는 듯한 통증이 있었습니다. 진통제를 먹어도 큰 효과가 없고, 손바닥을 조금만 눌러도 아팠습니다. 원래 3-4일 입원 예정이었지만 통증이 심해 1주일 입원했습니다. 퇴원 후 2주가 지나도 컵이나 책을 잡기 힘들 정도의 통증이 남아서 직장 복귀가 늦어졌습니다. 6주가 지나니 조금 나아졌지만, 손바닥을 짚거나 글씨를 쓰면 아팠습니다. 손바닥쪽에 둔탁한 통증이 지속되었는데 손목터널증후군 수술 후 흔히 나타나는 기둥통이라고 했습니다.

의사는 수술 부위 주변 조직이 유착되어 뭉치면서 통증이 생긴다고 설명했습니다. 물리치료와 재활운동, 손바닥 마사지를 받으면서 통증이 줄었고, 3개월 후에야 직장에 복귀할 수 있었습니다.

손저림의 흔한 원인 손목터널증후군

9-6

재활과 회복

수술 후 회복 속도는 수술 방법에 따라 다릅니다. 손바닥 절개 수술은 일상 복귀까지 6-8주가 걸리고 재활치료가 필요하며, 재발률은 10-20%입니다. 손목주름 분절감압술이나 내시경 수술은 1-2주면 일상 복귀가 가능하고, 재발률은 1% 미만입니다.

재활은 수술 직후부터 손가락과 손목 스트레칭으로 시작합니다. 재활을 소홀히 하면 손가락이 뻣뻣해지고 손 기능이 떨어질 수 있습니다. 무리한 사용은 피하되, 가벼운 움직임은 일찍 시작하는 것이 좋습니다.

회복 원칙

- 수술 직후부터 손가락, 손목 스트레칭 시작
- 무리한 사용은 피하고 가벼운 움직임은 일찍 시작
- 장시간 작업 전 스트레칭
- 충분한 수면과 생활습관 교정

사례 1. 수술 후 재활운동을 소홀히 함

49세 여성은 백화점 판매원으로 영수증 정리, 포장, 쇼핑백 운반 등으로 손을 많이 썼습니다. 손저림과 힘 빠짐이 점점 심해졌습니다. 손목터널증후군 진단 후 손바닥 절개 수술을 받았습니다. 의사는 수술 후 재활운동과 물리치료를 해야 손가락이 굳지 않고 회복된다고 했습니다.

수술 직후 통증은 줄었습니다. 바쁘다는 이유로 물리치료를 받지 않았고, 집에서 해야 하는 재활운동도 소홀히 했습니다. "수술했으니 좋아지겠지"라고 생각했습니다.

2개월이 지나도 손가락이 뻣뻣하고 주먹을 쥐기 힘들었습니다. 지폐를 세거나 물건을 포장하기 어려워 업무에 지장이 있었습니다. 뒤늦게 재활치료를 시작했지만 손가락이 이미 굳어 버려서 회복이 쉽지 않았습니다.

사례 2. 수술 후 재활치료를 철저히 함

36세 남성 프로그래머는 몇 달 전부터 타이핑 실수가 잦아지고 마우스 조작도 어려워졌습니다. 진찰 결과 손목터널증후군 진단을 받았습니다. 근전도검사에서는 중기였지만 신경 손상이 언제든 올 수 있다는 설명을 듣고, 수술을 결심했습니다. 가장 안전하다는 손바닥 절개 수술을 받았습니다. 의사는 수술 후 재활운동과 물리치료를 꾸준히 해야 한다고 했습니다. 매일 손목 스트레칭과 손가락 운동을 했습니다. 처

손저림의 흔한 원인 손목터널증후군

음엔 손이 무거웠지만, 조금씩 움직이니 점차 손이 풀렸습니다. 주 2-3회 병원 재활치료실에서 물리치료를 받으며 손 기능 회복 훈련을 했습니다.

수술 후 1개월엔는 짧은 문서 작업이 가능했고, 2개월 만에 직장에 복귀해 장시간 키보드 작업도 할 수 있었습니다. 재활을 소홀히 했다면 회복이 늦어졌을 것입니다.

사례 3. 생활습관 교정으로 재발 방지

44세 여성 행정직원은 하루 종일 컴퓨터 작업을 했습니다. 어느 날부터 손이 저리고 밤에 잠을 설치기 시작했습니다. 병원에서 손목터널증후군 진단을 받고 비수술치료를 해 봤지만 호전이 없어 손바닥 절개 수술을 받았습니다. 수술 후 손저림 증상은 좋아졌지만, 손바닥 통증 때문에 직장 복귀는 한 달 반이 걸렸습니다. 손바닥 통증이 몇 달간 지속되었습니다. 의사는 같은 생활을 하면 재발할 수 있다고 했습니다. 생활습관을 바꾸기로 했습니다.

먼저 작업 환경을 개선했습니다. 키보드 앞에 손목 받침대를 두어 손목이 꺾이지 않게 했고, 인체공학적 마우스로 바꿨습니다. 틈틈이 스트레칭을 했고 손목과 손가락 운동을 했습니다.

건강 관리도 시작했습니다. 체중이 늘면 손목에도 부담이 된다는 것을 알고 식단 조절과 운동으로 체중을 유지했습니다. 충분히 자고 술 담배도 줄였습니다.

이런 노력 덕분인지 재발 없이 손 기능이 잘 유지되어 일하는 데 불편이 없었습니다.

사례 4. 손목주름 분절감압술로 빠르게 회복

56세 여성은 식품 공장에서 포장 작업을 했습니다. 2년 전부터 조금만 일을 해도 손저림이 심해졌고 물건을 자주 떨어뜨렸습니다. 일에 지장이 많아 진료를 받고, 말기 손목터널증후군 진단을 받았습니다.

빠른 회복과 작은 흉터를 원해 손목주름 분절감압술을 선택했습니다. 손목 안쪽 주름에 1.5cm 절개하는 수술이었습니다.

수술 직후 손저림과 야간 통증이 사라졌고, 상처도 많이 아프지 않았습니다. 수술 다음 날부터 물건을 들거나 간단한 집안일을 할 수 있었습니다. 2주 후에는 모든 일상생활이 가능했습니다. 병원에서는 재활 치료를 하면 좋지만 꼭 필요하지는 않다고 했습니다. 원래 두 달 쉬려 했지만 직장이 바쁘다는 연락을 받고, 한 달 만에 복귀했습니다. 손 움직임과 힘이 정상으로 돌아와 일하는 데 문제가 없었습니다.

9-7

고위험 직업군

손을 많이 쓰는 직업은 손목터널증후군의 고위험군입니다.

- 악기 연주자: 경미한 증상도 연주 경력과 직결되므로 즉시 치료 필요
- 주부: 증상을 대수롭지 않게 여기다가 장애로 이어지는 경우가 많음
- 사무직 종사자: 키보드와 마우스 사용이 불가피하므로 작업 환경 개선 필요
- 물류 관련직, 건설직: 손 기능이 떨어지면 일을 못 하므로 빠른 치료 필요

빠른 복귀가 필요하면 손목주름 분절감압술이 좋은 선택입니다.

장기적 관리

- 작업 중 휴식 시간 확보
- 인체공학적 도구 사용과 작업 자세 교정
- 재발이 적은 수술법 선택

사례 1. 조기 수술로 빠른 연주 복귀

33세 여성 피아니스트는 하루 종일 피아노를 연습했습니다. 몇 년 전부터 손끝이 저리기는 했었는데, 최근 몇 달 전부터는 건반을 세게 누르기 힘들어졌습니다. 손가락이 둔해져 연습 중 음을 놓치는 일도 생겼습니다. 검사 결과 중기 손목터널증후군이었습니다. 의사는 보통은 물리치료나 약 복용을 하면서 지켜본다고 했습니다. 하지만 중기 정도면 갑자기 마비가 진행되는 경우도 있다고 했습니다. 감각신경이 더 떨어지면 손가락 감각이 둔해지고 서툴러지며, 마비를 막으려면 수술이 필요하다고 설명했습니다. 피아니스트에게는 손의 섬세한 감각이 곧 생업과 직결됩니다. 안전을 위해서 수술을 결정했습니다. 빠른 무대 복귀를 원한다고 했더니 의사가 흉터가 작고 회복이 빠른 손목주름 분절감압술을 권했습니다.

수술 2주 후부터 연습을 시작했습니다. 한 달 후 짧은 연습곡을 연주할 수 있었고, 3개월 후부터는 전문적인 곡을 칠 수 있었습니다. 6개월 후에는 손가락 움직임이 돌아와 무대에 복귀해 프로그램을 소화했습니다.

사례 2. 집안일이 힘들던 주부, 수술 후 일상 복귀

52세 여성 전업주부는 몇 달 전부터 손저림이 심해져 젓가락질이나 그릇 잡기도 힘들어졌습니다. 손목터널증후군으로 진단받고 손을 쉬어도 보고, 물리치료도 하며 약도 먹어 보았으나 그때뿐이고 다시 증상

   손저림의 흔한 원인 손목터널증후군

이 나타나곤 했습니다. 증상이 더 심해지는 것 같아 수술을 받기로 결정하고, 좋은 수술법이 있나 검색을 해 보았습니다. 통증이 적고 회복이 빠르다는 손목주름 분절감압술로 수술을 받았습니다. 손목주름 부위를 질개하는 수술이어서 상처 관리나 흉터 부담도 적다고 했습니다. 실제로 수술 후 통증이 별로 없었습니다. 재발이 적은 수술이어서 수술 직후에도 깁스를 하지 않고 손을 자유롭게 쓸 수 있어서 좋았습니다. 수술 2주 후에는 설거지와 정리 같은 집안일을 다시 할 수 있었고, 한 달 후에는 완전히 가사에 복귀했습니다.

사례 3. 키보드를 놓을 수 없던 IT 개발자, 수술 후 빠른 복귀

41세 남성 IT 개발자는 하루 10시간 이상 컴퓨터 작업을 했습니다. 1년 전부터 잘 때 손이 저렸고, 낮에도 손에 힘이 빠지고 저려서 마우스를 잡기 힘들었습니다. 검사 결과 중기 손목터널증후군이었습니다. 프로젝트 일정 때문에 쉴 수 없어 물리치료와 주사 치료를 반복했지만, 통증이 심해지고 손에 힘이 빠져 일하기 어려워졌습니다. 더 이상 미룰 수 없어 수술받아야겠다고 결정하고 알아보다가, 빠른 회복이 가능하다는 손목주름 분절감압술을 받았습니다.

수술 직후 손저림과 통증이 사라졌고, 상처 통증도 적었습니다. 2주 후부터 간단한 문서 작성이 가능했고, 한 달 후 특별한 제약 없이 복귀했습니다. 수술 후에는 생활습관도 바꿨습니다. 손목 받침대를 사용하고, 틈틈이 스트레칭을 하며, 같은 자세로 오래 작업하지 않도록 했습니다.

사례 4. 반복적 중량 작업을 하는 물류센터 근로자, 수술 후 현장 복귀

39세 여성은 물류센터에서 수백 개의 박스를 다뤘습니다. 무거운 상자를 들어야 해서 손목에 부담이 컸습니다. 몇 달 전부터 아침마다 손이 저리고 감각이 둔해져 작은 물건 집기가 힘들었고, 일하다가 물건을 떨어뜨렸습니다.

물리치료, 약물, 주사 치료를 반복하고 스트레칭도 했지만 효과가 없었습니다. 시간이 지나면서 손에 힘이 빠져 무거운 상자를 들기 어려워졌고, 업무에 지장이 생겼습니다.

진료 후 손목터널증후군이 확인되어 손목주름 분절감압술을 받았습니다. 3개월 정도 회복 기간을 예상했지만 더 빨랐습니다. 수술받고 며칠 후부터 일상생활이 가능할 정도로 손 기능이 회복되었고 곧 가벼운 힘쓰는 일이 가능해져서 두 달 만에 현장 복귀했습니다. 3개월째에는 정상으로 회복되어 원래의 물류 업무를 다시 할 수 있었습니다.

9-8

양손 동시 수술

손목터널증후군 환자의 절반 이상은 양손 증상이 있습니다. 손바닥 절개 수술은 회복 기간이 6-8주로 길어 양손 동시 수술이 어렵고, 한쪽씩 나누어 합니다. 손목주름 분절감압술은 회복이 1-2주로 빨라 양손 동시 수술이 가능합니다.

동시 수술은 전체 치료 기간이 단축되고 입원도 한 번이면 되지만, 초기 몇 주간 두 손을 쓰기 불편합니다. 한쪽씩 수술하면 한 손은 쓸 수 있어 일상생활 유지가 가능하지만, 수술과 회복 과정을 두 번 거쳐야 합니다.

선택 기준

- 빠른 복귀가 필요: 손목주름 분절감압술로 양손 동시 수술
- 손바닥 절개 수술 선택: 한쪽씩 수술

사례 1. 식당 운영자, 양손 동시 수술 후 2주 만에 일 시작

60세 남성은 식당을 운영하는 자영업자였습니다. 수년 전부터 양손 저림 증상이 심했고, 손님 앞에서 접시를 떨어뜨리거나 요리할 때 팬을 다루기 어려워 영업에 지장이 있었습니다. 손목주름법은 회복이 빠르다는 설명을 듣고, 양손을 한 번에 수술받았습니다. 양손 수술은 초기에 불편할 것 같았지만, 통증도 심하지 않고 수술 다음 날부터 혼자 세수하고 식사할 수 있었습니다. 2주 후 보호대를 착용하고 가벼운 일을 시작했습니다. 일상생활과 식당 업무가 가능해졌습니다. 약간 불편했지만 일할 수 있었습니다. 2개월 후에는 기둥통과 손저림이 사라졌고, 손 힘도 정상으로 회복되었습니다.

사례 2. 사무직 여성, 양손 순차 수술로 업무 공백 최소화

48세 여성은 사무직으로 보고서 작성과 데이터 입력이 주된 업무였습니다. 몇 년 전부터 양손저림 증상이 생겼는데, 최근에는 새벽에 손이 저려 자주 깼고, 마우스를 잡기 어려워 업무에 지장이 있었습니다. 진찰과 검사에서 양측 손목터널증후군이 확인되었고, 증상이 더 심한 오른손을 먼저 손목주름 분절감압술로 수술받았습니다. 수술 직후 통증은 적었고, 2일 후 펜을 잡거나 컵을 드는 정도는 가능했습니다.

수술하면 많이 힘들 줄 알았는데 수술한 손보다 수술받지 않은 손이 오히려 더 불편했습니다. 이럴 줄 알았으면 양쪽을 한꺼번에 할 걸 하는 생각이 들었습니다. 4주 후 수술한 손의 불편함이 사라지고 힘도 회복되었습니다. 이미 경험했던 수술이어서 왼손도 걱정 없이 수술받았습니다.

시차를 두고 수술하면서 업무 공백을 최소화할 수 있었습니다. 원래는 몇 달 쉬려 했는데, 수술한 손을 수술 직후부터 어느 정도 사용할 수 있어서, 회사 일을 중단하지 않았습니다.

사례 3. 운전기사, 두 가지 수술법 경험 후 손목주름 분절감압술에 만족

49세 남성 운전기사는 하루 종일 운전을 했습니다. 몇 년 전부터 양손에 저림과 힘이 빠지는 증상이 생겼는데, 심해져서 운전 중 위험한 상황이 발생하기도 했습니다. 안전을 위해 수술을 결심했습니다.

처음 간 병원에서는 기존 5cm 대신 2.5cm만 절개하는 손바닥 최소 절개 수술을 권했습니다. 의사는 양손 동시 수술도 제안했지만, 두 손을 모두 못 쓰게 될까 봐 걱정되어 오른손만 먼저 수술했습니다.

수술 후 예상보다 많이 아팠습니다. 손바닥 깊은 곳의 통증이 몇 주간 계속되었고, 손 힘의 회복도 더뎠습니다. 악력을 회복하는 데 3개월이 걸렸고, 5개월이 지나도 통증이 사라지지 않았습니다. 일단 일에 복귀는 했는데, 이 상태로 왼손까지 수술하면 일을 못 할 것 같아 수술을 미뤘습니다. 얼마 후에 손목주름 분절감압술을 알게 되어 왼손은 이 방법으로 수술했습니다.

결과는 많이 달랐습니다. 수술 직후 통증이 적었고, 기둥통도 없었습니다. 며칠 후부터 일상생활에 문제가 없었고, 한 달 후에 아무 문제가 없어서 직장에 복귀했습니다.

같은 환자가 경험한 두 수술법의 차이는 명확했습니다. 손목주름 분절감압술이 손바닥 최소절개법보다 통증, 회복 속도, 일상 복귀 등 모든 면에서 나았습니다.

9-9

고령 환자와 특수 상황

고령 환자와 지병 환자

당뇨, 고혈압 같은 만성질환이 있으면 상처 회복이 늦어지고 감염 위험이 높습니다. 손목주름 분절감압술은 회복이 빨라 고령 환자나 지병 환자에게 유리합니다.

- 수술 전 혈당과 혈압 등 전신 상태 조절
- 재활은 개인의 체력과 속도에 맞추어 천천히

임산부 환자

임신 중 손목터널증후군은 호르몬 변화와 부종으로 생기며, 출산 후 3-6개월 안에 대부분 호전됩니다. 임신과 수유 시기에는 약물치료가 제한되므로 보존적 치료가 우선입니다.

- 우선: 손목 보호대, 찜질, 스트레칭
- 증상이 심하거나 마비가 진행되면 임신 중이라도 수술 고려
- 출산 6개월 이후에도 증상이 지속되면 수술 고려

사례 1. 기저질환 있는 고령 환자, 부분마취로 수술 후 순조로운 회복

72세 여성은 가족의 식사와 집안일을 담당해 왔습니다. 당뇨병과 고혈압으로 약을 복용했지만 혈당과 혈압 조절이 잘 안 되었습니다. 몇 년 전부터 손저림이 심해져 잠을 못 잤고, 젓가락질이 어렵거나 그릇을 떨어뜨리는 일이 잦았습니다. 당뇨 조절이 안 되어 전신마취 없이 부분마취로 손목주름 분절감압술을 했습니다. 상처는 생각보다 잘 나았습니다. 약간 붉은 기가 있었지만 일상적인 정도였고, 덧나지 않고 회복되었습니다. 통증도 적어 생각보다 수월했습니다. 몹시 저렸던 증상이 바로 좋아져서 신기했습니다.

적극적인 재활은 필요 없다고 하여 병원에서 운동법을 배워 집에서 했습니다. 잠은 수술 후부터 잘 잤고, 곧 집안일도 불편 없이 할 수 있었습니다.

사례 2. 임신 중 손목터널증후군 발생, 출산 후 자연 회복

29세 여성은 임신 7개월부터 손저림과 손목 부기가 심해졌습니다. 아침마다 손이 퉁퉁 부어 젓가락질이 어려웠고, 손저림으로 잠을 못 잤습니다. 검사 결과 손목터널증후군으로 진단되었지만, 임신 중이라 수술 대신 보존적 치료를 했습니다. 잘 때 손목 보호대를 착용하고 찜질과 스트레칭을 했습니다. 출산 직후에는 증상이 더 심해졌습니다. 밤 중 수유와 아기 돌보기로 손목을 쓰면서 악화되었지만, 모유 수유 중이라 약물과 마취가 걱정되어 치료를 미뤘습니다.

 손저림의 흔한 원인 손목터널증후군

출산 후 몇 달이 지나자 증상이 점차 좋아졌습니다. 부기가 빠지면서 손저림과 통증이 줄었습니다. 시간이 더 지나자 수술 없이도 집안일과 육아에 지장이 없었습니다.

9-10

수술을 늦추게 되는 심리적 요인

손목터널증후군 환자는 수술에 대한 두려움, 직장 복귀에 대한 걱정, 일상생활에 대한 불안을 경험합니다. 심리적 부담은 치료를 미루게 만들고 회복 속도를 늦추며 장애를 남길 수 있습니다.

불안을 줄이는 방법

- 수술 방법, 회복 기간, 복귀 시점에 대해 의사에게 물어보기
- 가족과 함께 병원 상담 받기
- 혼자 고민하지 말고 주변에 도움 요청하기

회복에 도움이 되는 마음가짐

- 손목터널증후군 수술은 결과가 좋은 편
- "나을 수 있다"는 믿음과 재활 운동이 회복을 앞당김
- 우울감이나 불안이 지속되면 통증을 크게 느끼고 회복이 늦어질 수 있음

사례 1. 손저림이 심했던 회사원, 수술 두려움으로 치료를 미루다 상담 후 결심

46세 사무직 여성은 문서 작성이 많았습니다. 몇 년 전부터 손저림이 심해지고 손이 눈해져 물건이나 펜을 떨어뜨리고 기보드 속도가 느려졌습니다. 검사 결과 수술이 필요했지만, 수술이 잘못되면 어쩌나 하는 두려움에 몇 달을 망설였습니다. 불안과 우울이 겹치면서 증상이 더 심하게 느껴졌습니다.

수술 전 상담을 통해 수술 방법, 회복 과정, 복귀 예상 시기를 듣고 궁금증을 해소했습니다. 안심하고 수술을 받기로 했습니다.

손목주름 분절감압술을 받았습니다. 흉터도 작고 통증도 적었습니다. 원래 더 쉴 계획이었는데 회사가 바쁘다고 하여 곧 직장에 복귀했고, 일에 지장이 없어 자신감을 되찾았습니다.

사례 2. 재래시장 상인, 생계 걱정으로 망설이다 가족 지지로 결심

55세 남성은 재래시장에서 오랫동안 장사를 했습니다. 물건을 진열하고 무거운 박스를 나르며 일했습니다. 몇 년 전부터 손저림이 심해졌고 물건을 떨어뜨리고 계산할 때 돈 세기도 어려워졌습니다. 손 기능이 떨어지자 생업에 지장이 생겼고, 가족 생계 걱정이 커졌습니다. 수술을 권유받았지만 생계 부담 때문에 망설였습니다. 이때 아내와 자녀들이 함께 병원에 와서 상담을 들었습니다. 가족들이 아빠 건강이 먼저니 치료받자고 격려했습니다. 가족의 지지를 받고 수술을 결심했습니다.

　손목주름 분절감압술을 받았습니다. 수술 후 의외로 통증과 흉터가 적었고, 손을 움직일 수 있었습니다. 저림이 없으니 수술 직후가 오히려 수술 전보다 나았습니다. 가족의 격려 속에 재활도 열심히 했습니다. 취침 시 손목 보호대를 차고, 스트레칭과 손가락 운동을 했으며, 병원을 다니며 회복 상태를 확인했습니다.

　곧 불편함이 없어 집안일을 도울 수 있었고, 한 달 반 후 일을 시작했습니다. 가게에 복귀해서 물건 정리, 손님 응대, 장부 정리까지 할 수 있었습니다. 물건을 떨어뜨리는 실수도 사라졌습니다.

　　　　　　　　　　손저림의 흔한 원인 손목터널증후군

1. 증상 확인

지난 2주 동안 이런 증상을 얼마나 겪으셨나요? 해당되면 체크하세요.

□ 밤에 손저림 때문에 잠에서 깬다

→ 손목터널증후군의 대표적인 증상입니다.

□ 아침에 손이 뻣뻣하거나 붓는다

→ 밤 동안 손목이 꺾이면서 신경이 더 눌립니다.

□ 낮에도 손끝 저림·찌릿함이 이어진다

→ 증상이 심해지면 밤뿐 아니라 낮에도 증상이 나타납니다.

□ 손을 오래 쓰면 저림과 통증이 심해진다

→ 사용이 많을수록 신경 압박이 심해져 증상이 악화됩니다.

2. 손 기능 확인

일상생활에서 손 기능이 떨어진다고 느끼시나요?

□ 물건을 떨어뜨린다

→ 진행될수록 감각이 둔화되고 근력이 약해집니다.

□ 젓가락질, 필기, 단추 채우기가 힘들다

→ 세밀한 손동작이 점점 어려워집니다.

□ 스마트폰을 오래 쥐고 있기가 어렵다

→ 저림·찌릿함이 심해지면 손목터널 압박 가능성이 높습니다.

□ **운전대 잡기나 기어 변속이 불편하다**

→ 장시간 손목 고정 자세가 어려운 것은 신경 압박 신호일 수 있습니다.

□ **장바구니나 프라이팬을 들기 힘들다**

→ 힘줄·근육 힘이 약해져 나타나는 증상으로, 진행된 단계일 수 있습니다.

3. 위험 신호(하나라도 해당되면 진료 필요)

□ **엄지 아래 근육(엄지두덩)이 꺼졌다**

→ 근육 위축은 신경 손상이 오래되었다는 증거입니다.

□ **손 힘이 최근에 급격히 약해졌다**

→ 갑작스러운 근력 저하는 수술을 미루면 안 되는 단계입니다.

□ **뜨거움과 차가움을 잘 구별하지 못한다**

→ 감각신경이 심하게 손상된 상태일 수 있습니다.

□ **반대쪽 손에도 증상이 빠르게 생긴다**

→ 양측성 진행은 치료가 필요하다는 신호입니다.

□ **손목 외에 목·어깨 통증과 함께 팔 전체로 저림이 퍼진다**

→ 목 디스크 등 다른 질환과 동반되었을 가능성이 있어 정밀 검사가 필요합니다.

□ **밤마다 여러 번 깰 정도로 심한 저림이 있다**

→ 삶의 질이 떨어지는 상태입니다.

 손저림의 흔한 원인 손목터널증후군

4. 간이 자가검사(참고용)

※ 집에서 확인할 수 있으나, 음성이어도 병이 없다는 뜻은 아닙니다.

- **팔렌 검사(Phalen's Test)**: 손목을 굽힌 상태로 1분간 유지했을 때 저림이 생기나요? → 예라면 신경 압박 가능성이 있습니다.
- **티넬 징후(Tinel's Sign)**: 손목을 두드렸을 때 손끝으로 전기가 오는 듯한 느낌이 있나요? → 예라면 손목터널 부위 신경 압박이 의심됩니다.
- **플릭 징후(Flick Sign)**: 손을 흔들면 증상이 잠시 나아지나요? → 손목터널증후군의 특징입니다.

5. 해석 및 행동 가이드

- **증상 1-2개만 해당**

→ 생활 관리와 휴식으로 경과 관찰 가능. 2주간 관리 후 변화 없으면 병원 상담 권장.

- **증상·기능 항목에서 3개 이상 해당**

→ 병원 진료가 필요합니다. 신경전도검사·초음파 검사를 받아 확인하세요.

- **위험 신호에서 하나라도 해당**

→ 병원 방문이 필요합니다. 빠른 검사와 치료 계획이 필요하며, 수술까지 고려해야 할 수 있습니다.

■ **자가검사 여러 항목이 '예'인 경우**

→ 손목터널증후군 가능성이 높습니다. 진료를 꼭 받으셔야 합니다.

  손저림의 흔한 원인 손목터널증후군

1. 수술 전 안내

수술 7-3일 전

- 복용 약 확인: 항응고제나 항혈소판제는 그대로 복용, 당뇨약은 수술 당일만 금식 시 중단, 그 외 약은 의료진과 상의
- 흡연, 음주: 1주 전부터 금연, 금주 권장
- 피부 상태: 손, 손목에 상처나 염증이 있으면 먼저 치료

수술 2-1일 전

- 손톱, 손 위생: 네일 제거, 손목이나 손바닥 씻기
- 당뇨 환자: 저혈당 예방 위해 약과 식사 조정 확인

수술 당일

- 마취: 국소마취 + 가벼운 전신마취, 수술 전 8시간 금식 필수
  - 오전 수술: 전날 밤 12시부터 금식
  - 오후 수술: 아침 식사 후 금식
- 복장: 환자복으로 갈아입고 장신구 모두 제거
- 확인: 수술 부위(한쪽, 양쪽), 동의서

2. 수술 후 회복 단계

0-48시간

- 자세: 손을 심장보다 높게 유지

- 운동: 손가락 쥐었다 펴기 10회, 1시간마다 반복, 가벼운 걷기 가능

- 통증: 냉찜질 하루 3-4회, 1회 10분, 진통제 복용

- 상처: 드레싱 건조 유지, 물에 닿지 않도록 주의

3-7일

- 샤워: 방수 밴드 사용 시 짧게 가능 → 샤워 후 건조

- 운동: 손가락 운동 + 신경 활주 운동 하루 3세트, 세트당 5회, 손목 운동은 통증 허용 범위 내 시작

- 일상: 컵, 스마트폰 등 가벼운 사용 가능, 통증 적으면 일상생활 가능

1-2주

- 실밥 제거: 수술 후 14일 전후 시행 → 이후 상처 노출 가능

- 업무: 사무, 가벼운 가사 가능(15-20분 단위로 사용)

- 샤워, 목욕:

  - 샤워: 실밥 제거 후 가능

  - 목욕, 수영, 온천: 실밥 제거 2주 뒤부터 가능

3-4주

- 근력: 저강도 그립, 탄력밴드 운동 시작(통증이 10점 중 3 이하일 때)

- 업무: 현장 업무 복귀 검토, 운전은 가능

4-6주

- 운동: 라켓 스포츠, 헬스 등 점진 복귀, 무리 시 강도 조절

- 기능: 일상 및 직무 복귀 가능

 손저림의 흔한 원인 손목터널증후군

3. 재활, 운동 프로토콜

신경 활주 운동

- 시작: 손목 중립, 팔꿈치 90도

- 단계: 손가락 펴기 → 손목 젖히기 → 팔꿈치 펴기 → 어깨 벌리기

  → 목 반대쪽 기울이기

- 빈도: 하루 3세트, 세트당 5회

손가락 펌핑

- 주먹 쥐기 3초 → 활짝 펴기 3초

- 10회 반복, 1시간마다 시행

손목 가동 운동

- 구부리기, 펴기, 엄지 쪽 굽히기, 새끼손가락 쪽 굽히기

- 각각 10회, 하루 3세트(통증 적을 때)

4. 통증, 약물 계획(예시)

- 0-7일: 진통제, 항생제

- 7-14일: 진통제, 소염제

- 14일 이후: 필요 시 복용

- 위장 장애, 신장 질환, 항응고제 복용자는 주의

- 손목주름법은 통증과 감염이 적어, 진통제나 항생제 복용이 필요

  하지 않을 수 있음

5. 샤워, 드레싱

- 실밥 제거 전: 방수 밴드 착용 시 짧은 샤워 가능, 이후 건조

- 실밥 제거 후: 당일만 드레싱 유지, 이후 노출 가능

6. 이상 신호 - 연락 필요

- 38도 이상 발열

- 상처에 붉은 기운, 열감, 고름 발생

- 통증이 매일 심해지거나, 새로운 감각 소실, 근력 저하

- 수면을 방해하는 심한 통증, 약물로 조절 불가

- 손가락 색이 푸르스름하게 변하는 경우

- 그 외 걱정되는 증상이 있을 때

7. 복귀 가이드

- 운전: 안전하게 조작 가능하다고 판단될 때

- 사무직: 수술 후 5-10일

- 가벼운 현장 업무: 2-3주

- 고강도 작업, 정밀 조작: 3-4주

- 스포츠: 가벼운 운동은 2-3주, 라켓 운동, 헬스는 4-6주

 손저림의 흔한 원인 손목터널증후군

1. 기본 해부학 용어

■ **정중신경(Median Nerve)**: 엄지부터 약지 절반까지의 감각과 엄지 근육의 움직임을 담당하는 신경입니다. 손목터널에서 눌리면 손저림과 감각 저하가 발생하며, 심한 경우 엄지 근력 약화나 근육 위축으로 이어질 수 있습니다.

■ **손목터널(수근관, Carpal Tunnel)**: 손목뼈와 두꺼운 인대로 이루어진 좁은 통로입니다. 정중신경과 아홉 개의 힘줄이 이 터널을 지나갑니다. 힘줄이 부어 통로가 좁아지거나 인대가 두꺼워져 신경이 눌리면 손목터널증후군이 발생합니다.

■ **횡수근인대(Transverse Carpal Ligament)**: 손목터널을 덮고 있는 인대입니다. 수술의 원리는 이 인대를 절개하여 손목터널의 압력을 줄이는 것입니다.

■ **무지구근, 엄지두덩 근육(Thenar Muscles)**: 엄지손가락 아래에 뭉툭하게 솟아 있는 근육입니다. 손을 쓸 때 물건을 잡기 위해 엄지를 손바닥에 마주 보도록 하는 역할을 합니다. 손 기능의 50%를 담당합니다. 정중신경이 오래 눌리면 손상되어 이 부위가 꺼

지고 힘이 빠지게 됩니다.

2. 증상 관련 용어

- **야간 통증(Nocturnal Pain):** 손목터널증후군 환자의 특징적인 증상입니다. 밤에 손저림과 통증이 심해져 잠에서 깹니다.

- **야간 손목 꺾임(Night Wrist Flexion):** 잠자는 동안 손목이 무의식적으로 구부러져 정중신경 압박이 심해지고 저림이나 통증이 발생하는 현상입니다. 전체 인구의 30% 이상은 손목을 굽히는 자세로 잔다고 하며, 손목터널증후군 발생과 관련이 있습니다.

- **감각이상(Paresthesia):** 손으로 물건을 만지거나 부딪힐 때 저림, 찌릿함, 화끈거림, 먹먹함 등 비정상적인 감각이 나타나는 증상입니다. 신경이 눌리거나 손상되면 나타납니다.

- **방사통(Radiating Pain):** 실제로 병이 없는 부위가 아픈 것처럼 느껴지는 현상입니다. 목디스크나 허리디스크로 팔이나 다리가 저린 현상이 대표적입니다. 손목터널증후군에서는 손목에서 시작된 통증이 손가락이나 팔 위쪽으로 퍼져 올라갑니다.

- **양측성(Bilateral) 손목터널증후군:** 양손에 손목터널증후군이 발

생한 경우입니다. 환자의 절반 이상이 해당합니다. 손목주름 분절감압술은 회복이 빨라 양손 동시 수술에 유리합니다.

- **무지구 위축, 엄지두덩 위축(Thenar Muscle Atrophy):** 엄지두덩 근육이 홀쭉해지는 현상으로, 신경이 오래 눌려 심하게 손상되어 근육이 마른 상태입니다. 수술해도 근력 회복이 더디거나 안 되는 경우가 많습니다.

- **운동장애(Motor Weakness):** 엄지 힘이 빠지거나 손가락 감각이 떨어져, 젓가락질, 단추 잠그기, 글씨 쓰기 같은 세밀한 동작이 어려워지는 상태입니다. 악기 연주나 자전거, 테니스 등의 활동도 어려워집니다.

- **감각신경 장애(Sensory Nerve Dysfunction):** 손끝 감각이 무뎌지거나 사라지는 상태입니다. 눈으로 보지 않고도 하는 일상의 사소한 동작이나 정밀한 작업이 어려워집니다. 손끝 감각이 떨어지면 뜨거운 물건을 만져도 느끼지 못해 화상을 입거나, 날카로운 물체에 찔리기 쉽습니다. 물건을 잡는 느낌이 불분명해져 놓치기도 합니다.

- **물건 떨어뜨림(Object Dropping):** 감각 둔화와 근력 약화로 인해

컵이나 스마트폰 같은 물건을 놓치는 현상입니다.

■ **영구 신경 손상(Permanent Nerve Damage)**: 신경이 오래 눌려 손
상이 심하게 온 상태입니다. 수술해도 감각이나 근력이 돌아오지
않을 수 있습니다.

3. 검사 용어

■ **신경근전도검사(Electrodiagnostic Study)**: 신경전도검사와 근전
도검사를 통칭하는 말입니다. 두 검사를 함께 시행하여 신경이
눌린 위치와 손상 정도를 종합적으로 판단합니다.

■ **신경전도검사(Nerve Conduction Study, NCS)**: 약한 전기를 신경
에 흘려보내 신호가 얼마나 잘 전달되는지 측정하는 검사입니다.
손목터널증후군 진단에 중요한 검사입니다.

■ **근전도검사(Electromyography, EMG)**: 가는 바늘을 근육에 넣어
근육 전기 활동을 기록하는 검사입니다. 근육 손상이나 신경 기
능 저하를 확인할 수 있습니다. 신경 손상의 심각성을 파악하는
데 좋습니다.

■ **팔렌 검사(Phalen's Test)**: 손목을 안쪽으로 굽혀 60초 동안 유지

   손저림의 흔한 원인 손목터널증후군

할 때 저림이 나타나는지 확인합니다. 통증이나 저림이 생기면 양성으로 판정하지만, 실제 환자가 아닌데 양성이 나오는 위양성 (약 20-30%)과 환자임에도 음성이 나오는 위음성(약 25-30%) 비율이 높아 주의가 필요합니다.

- **티넬 징후(Tinel's Sign):** 손목의 정중신경 부위를 가볍게 두드려 저린 감각이 나타나는지 확인합니다. 손바닥이나 손가락 끝이 찌릿하면 양성으로 판정합니다. 팔렌 검사와 마찬가지로 위양성(약 10-30%)과 위음성(약 30-50%) 비율이 높아 이 검사만으로 확진하기는 어렵습니다.

- **초음파 검사(Ultrasound Imaging):** 손목터널 안의 신경과 힘줄을 실시간으로 관찰합니다. 신경이 부어 있는 정도를 확인하거나 주사 치료 시 정확한 위치를 잡는 데 유용합니다. 다만 검사자의 숙련도와 기기 성능에 따라 결과에 차이가 있을 수 있습니다.

- **MRI 검사(Magnetic Resonance Imaging):** 신경과 주변 조직을 입체적으로 정밀하게 보여 줍니다. 신경이 눌리거나 부은 상태를 확인하고, 종양이나 골절 등 다른 원인이 의심될 때 감별하고 복합적으로 평가하는 데 유용합니다.

4. 치료 용어

보존적 치료(Conservative Treatment)

- **보존적 치료(Conservative Treatment):** 수술 없이 약, 주사, 보호대, 운동, 물리치료 등으로 증상을 완화하는 방법입니다.

- **손목 보호대, 부목(Wrist Splint or Brace):** 손목을 무리가 가지 않는 중립 위치로 고정해 주는 보조기구입니다. 주로 잘 때 착용하여 손목터널 내 압력을 낮추고 신경 압박을 일시적으로 줄여줍니다. 치료 효과가 검증된 방법으로 초기 환자에게 효과적입니다.

- **약물치료(Medication Therapy):** 소염진통제나 신경 안정제 등을 복용해 통증과 염증을 줄이는 방법입니다. 증상을 일시적으로 완화할 뿐 병의 진행을 되돌리지는 못합니다.

- **물리치료(Physical Therapy):** 온열치료, 초음파, 전기자극치료(TENS) 등을 통해 통증을 완화하고 혈류 개선을 돕습니다. 여러 방식 중 초음파 치료가 유일하게 치료 효과가 검증된 방법입니다.

- **체외충격파 치료(Extracorporeal Shock Wave Therapy, ESWT):** 병변 부위에 충격파를 전달하여 혈류를 개선하고 통증 완화를 유도합니다. 여러 근골격계 질환에 널리 쓰이지만, 손목터널증후군

손저림의 흔한 원인 손목터널증후군

을 근본적으로 치료하거나 신경 압박을 해소하는 효과는 검증되
지 않았습니다. 보조적인 용도로만 활용하는 것이 바람직합니다.

수술 전 치료(Preoperative Treatment)

- **스테로이드 주사(Steroid Injection)**: 항염증 효과가 강한 스테로이
드를 손목터널 안에 주입해 부기와 염증을 가라앉힙니다. 증상을
일시적으로 완화하는 데 효과적이지만, 장기적인 치료 효과는 없
습니다.

- **국소마취 주사(Local Anesthetic Injection)**: 신경 주변에 마취제를
주입해 일시적으로 통증을 줄입니다. 주로 검사나 시술 전 통증
을 관리하기 위해 활용합니다.

- **신경차단 주사(Nerve Block Injection)**: 스테로이드와 마취제를
혼합하여 손목터널에 주입합니다. 염증을 줄이고 통증 신호를 일
시적으로 차단하여 증상을 완화합니다.

- **생활습관 교정(Lifestyle Modification)**: 손목이 꺾이지 않도록 주
의하고, 장시간 반복 작업을 줄입니다. 작업 환경을 인체공학적
으로 개선하여 손목 부담을 낮춥니다.

수술 후 재활 치료(Postoperative Rehabilitation)

- **신경 활주 운동(Nerve Gliding Exercise):** 신경이 통로 안에서 매끄럽게 움직이도록 돕는 스트레칭입니다. 가볍게 주먹을 쥐었다가 손가락을 곧게 펴고, 그 상태에서 손목을 뒤로 천천히 젖힌 뒤 엄지손가락을 옆으로 벌려 줍니다. 마지막으로 손바닥이 위를 향하도록 팔 전체를 바깥으로 돌려 줍니다. 모든 동작은 통증이 없는 범위 내에서 부드럽게 연결하여 반복합니다.

- **힘줄 활주 운동(Tendon Gliding Exercise):** 힘줄이 손목터널 안에서 서로 엉겨 붙지 않고 매끄럽게 움직이도록 돕는 운동입니다. 가볍게 주먹 쥐기, 손가락 끝만 구부려 갈고리 모양 만들기, 손바닥은 편 채 손가락 뿌리 관절만 구부리기 등 다양한 손동작을 반복하여 힘줄 유연성을 회복하고 손목 부기를 가라앉힙니다.

- **재활치료(Rehabilitation Therapy):** 수술 후나 증상 회복기에 손목 기능을 되살리는 과정입니다. 가벼운 스트레칭으로 손목 가동 범위를 넓히고, 약해진 근력을 강화하는 운동과 일상생활에 필요한 동작을 익히는 작업치료를 병행합니다.

- **흉터 관리(Scar Management):** 수술 부위가 주변 조직과 엉겨 붙지 않도록 돕는 과정입니다. 흉터를 부드럽게 문지르는 마사지를

하거나 실리콘 패치를 붙여 흉터가 솟아오르는 현상을 방지합니다. 초음파나 레이저 치료를 병행하면 통증을 줄이고 조직 재생을 촉진하여 손목 가동 범위를 회복하는 데 도움이 됩니다.

- **작업치료(Occupational Therapy):** 손을 사용하는 일상 활동이 예전처럼 편안해지도록 연습하는 과정입니다. 수저 사용, 단추 채우기, 글씨 쓰기처럼 매일 반복하는 동작을 훈련하며 손가락의 세밀한 움직임과 감각을 되살립니다. 손목에 무리가 가지 않는 올바른 자세와 동작을 익힙니다.

5. 수술 관련 용어

- **손목주름 분절감압술, 손목주름법(Wrist Crease Segmental Ligamentectomy CTR, WCSL-CTR):** 손목 가로 주름을 따라 1.5cm 내외를 절개한 뒤, 터널을 만들어 인대에 접근하여 신경을 압박하는 인대를 분절 절제하는 수술입니다. 흉터가 남기 쉬운 손바닥 대신 주름 부위를 절개하므로 상처가 거의 눈에 띄지 않으며, 손바닥 구조물 전부를 절개하지 않고 필요한 인대 일부를 완전히 제거하여 손목 구조를 보존합니다.

  인대를 일부 절제해서 공간을 만들기 때문에, 단순히 가르는 방식보다 신경 통로를 넓히는 감압 효과가 탁월하며, 절제된 인대 사이의 간격 덕분에 인대가 강하게 재생되어 압박하는 현상을 막아 재발 위험이 현저히 낮습니다. 수술 후 통증이 적고 회복이 빨라 조기에 일상으로 복귀할 수 있습니다.

- **전통적 손바닥 절개 수술, 전통적 개방형 유리술(Open Carpal Tunnel Release):** 손바닥 중앙을 약 5cm 절개해 신경을 누르는 횡수근인대를 직접 절개하는 방식입니다. 시야가 확보되어 신경 압박 해소에는 효과적이지만, 절개 부위가 커서 손바닥에 흉터 통증이 남거나 일상으로 복귀하기까지 회복 시간이 오래 걸리는 단점이 있습니다.

- **내시경 수근관 감압술, 내시경 수술(Endoscopic Carpal Tunnel Release):** 손목이나 손바닥에 작은 구멍을 낸 뒤 내시경 카메라를 삽입하여 안쪽에서 인대를 절개하는 방식입니다. 절개 부위가 작아 손바닥 절개 수술에 비해 통증이 적고 회복이 빠른 편입니다. 다만 카메라 시야에만 의존해야 하므로 신경이나 주변 구조물의 상태를 직접 확인하는 데 한계가 있으며, 장비 사용에 따른 주의가 필요합니다.

- **국소마취(Local Anesthesia):** 수술 부위의 피부와 그 주변 조직만 일시적으로 마취하는 방식입니다. 손목 부위의 감각만 차단되므로 팔 전체를 움직이는 데 지장이 없으며, 전신 상태에 무리를 주지 않아 회복이 빠릅니다. 다만 수술 중 시야 확보를 위해 팔에 감

는 지혈대 압박이 길어질 경우, 해당 부위에 묵직한 압박감이나 심한 저림을 느낄 수 있습니다.

■ **팔마취, 부위마취(Regional Anesthesia, Brachial Plexus Block):** 어깨나 겨드랑이 근처의 상완신경총에 마취제를 주입하여 팔 전체의 감각을 차단하는 방식입니다. 수술 부위를 포함한 넓은 범위를 마취하기 때문에 통증이 없으며, 지혈대 압박으로 인한 팔 저림이나 불편함이 국소마취에 비해 적습니다. 다만 팔 전체의 감각과 움직임이 일시적으로 사라지며, 마취가 완전히 풀릴 때까지 몇 시간 동안 안정이 필요합니다.

■ **회복 기간(Recovery Period):** 수술 후 일상에 복귀하기까지의 기간입니다. 수술 방법에 따라 다릅니다. 손목주름법은 일상생활이 2주, 생업 복귀는 4-6주 정도 걸립니다. 손바닥 절개 수술은 일상생활 6-8주, 생업 복귀는 2-3개월 이상 걸릴 수 있습니다.

6. 합병증 용어

■ **기둥통(Pillar Pain):** 수술 후 손바닥 양쪽 근육 돌출 부위에 발생하는 욱신거리는 통증입니다. 구조의 변화나 말초 신경의 손상으로 나타납니다. 시간이 지나면서 호전됩니다. 수술 방식이나 개인차에 따라 1-6개월까지 지속될 수 있습니다.

- **흉터 유착(Scar Adhesion)**: 수술 부위 흉터가 회복 과정에서 주변 조직과 들러붙어 손가락이나 손목의 움직임이 제한되는 상태입니다. 재활운동과 흉터 관리가 필요합니다.

- **복합부위통증증후군(Complex Regional Pain Syndrome, CRPS)**: 수술이나 외상 후 신경계의 비정상적인 반응으로 인해 드물게 발생하는 만성 통증 증후군입니다. 손상의 정도에 비해 훨씬 심한 통증이 나타나며 부종, 피부색 변화, 온도 차이 등이 동반될 수 있습니다. 치료 과정이 까다롭고 회복이 늦을 수 있어 초기 진단과 적극적인 통증 관리가 중요합니다.

- **감각신경 손상(Sensory Nerve Injury)**: 수술 중 신경이 손상되어 감각이 무뎌지거나 사라지는 합병증입니다. 정교한 작업을 할 수 없게 됩니다. 일시적으로 눌린 경우는 저절로 회복되지만, 신경이 완전히 손상되면 신경 봉합이나 이식이 필요합니다.

- **운동신경 손상(Motor Nerve Injury)**: 수술 중 신경이 손상되어 근육을 조절하는 기능이 떨어지는 합병증입니다. 손상되면 엄지와 새끼손가락을 맞대는 힘이 약해집니다. 가벼운 손상은 시간이 지나면 나아지지만, 심하면 수술로 신경을 이어야 합니다.

손저림의 흔한 원인 손목터널증후군

- **재발(Recurrence):** 수술 후 일정 기간이 지나 다시 손이 저리거나 무뎌지는 신경 압박 증상이 나타나는 상태입니다. 수술 시 인대가 충분히 절제되지 않았거나, 회복 과정에서 발생한 흉터 조직이 다시 신경을 압박할 때 발생합니다. 개인 생활 습관과 수술 후 재활 관리 여부에 따라 발생 위험이 달라집니다.

- **치유 지연, 불유합(Delayed Healing):** 절개 부위가 예상보다 늦게 아물거나 회복이 더딘 상태입니다. 고령, 당뇨병, 흡연 등 전신 요인이나 혈액순환 문제로 발생할 수 있습니다. 상처가 완전히 아물 때까지 소독과 관리를 철저히 해야 하며, 재봉합이 필요한 경우도 있습니다.

- **부종, 부기(Edema, Swelling):** 수술 후 손이 붓는 현상입니다. 수술 회복 과정에서 나타나는 자연스러운 반응으로 대부분 일시적입니다. 손을 수시로 심장보다 높은 위치에 두면 혈액순환이 원활해져 부기를 가라앉히는 데 도움이 됩니다.

- **흉터 통증(Scar Pain):** 절개 부위가 아프거나 당기는 증상입니다. 시간이 지나면서 호전되며 마사지와 연고, 레이저 치료로 개선할 수 있습니다.

맺음말

밤마다 손이 저려 잠을 설치고, 손끝 감각이 둔해지고, 엄지 근육이 위축되는 현상은 손목터널증후군이 보내는 중대한 경고입니다. 이 증상은 직장과 가정생활을 어렵게 만들며 삶의 질을 떨어뜨립니다. 경고를 무시하고 치료를 늦춘다면, 영구적인 신경 손상과 장애로 이어질 수 있습니다.

수술은 이 질환을 해결하는 가장 근본적이고 확실한 치료입니다. 약이나 주사는 일시적으로 통증을 완화할 수 있지만, 물리적으로 눌린 신경을 풀어 주지는 못합니다. 그러나 수술 후에 관리를 철저히 해도 재발이 생길 수 있습니다. 전통적 손바닥 절개 수술을 받은 환자 10명 중 1-2명은 재발을 경험합니다. 회복 과정에서 흉터 조직이 단단해지며 다시 신경을 압박하는 현상이 주요 원인입니다. 재발은 환자에게는 큰 좌절이 되며, 집도의에게도 안타까운 결과로 남습니다.

다행히 손목주름 분절감압술은 재발과 통증의 위험을 크게 낮춥니다. 손목주름을 따라 1.5cm만 절개하고, 손바닥을 열지 않고도 안전하고 정교하게 신경 압박을 해소할 수 있습니다. 수술 후 통증과 흉터가 적고 회복이 빠릅니다. 재발률도 1% 미만으로 낮습니다. 많은 환자가 수술 직후부터 손을 움직이고, 1-2주 안에 직장과 일상으로 복귀합니다. 환자 입장에서 신체적, 심리적 부담을 최소화하는 방법입니다.

손저림의 흔한 원인 손목터널증후군

물론 손목주름법이 모든 환자에게 정답은 아닙니다. 해부학적 변이가 심하거나, 종양이나 심한 유착이 동반된 경우에는 손바닥 절개 수술이 더 안전합니다. 또한 아무리 우수한 수술법이라도 재발 가능성을 완진히 배제할 수는 없습니다. 생활습관 교정과 재활 운동은 재발 위험을 낮추지만, 원인을 모두 차단하기에는 한계가 있습니다. 손목터널증후군의 발생에는 사용 습관, 체질, 호르몬, 유전적 요인 등 다양한 요소가 얽혀 있고, 아직 밝혀지지 않은 부분도 많습니다.

간절히 바라는 점은 손목주름법이 널리 보급되어 많은 환자가 혜택을 받는 것입니다. 술기가 까다로워 의사의 숙련도가 요구되지만, 환자가 얻는 이점은 그만큼 확실합니다. 손목터널증후군은 치료 시기를 놓치지만 않으면 호전될 수 있는 질환입니다. 중요한 것은 정확한 진단을 받고, 자신에게 가장 알맞은 수술법을 선택하며, 치료 이후에도 생활 관리와 정기적인 검진을 이어 가는 것입니다.

손은 단순히 물건을 잡는 신체 부위가 아닙니다. 일을 하고, 가족을 돌보고, 삶을 지탱하는 데 없어서는 안 될 소중한 도구입니다. 독자들이 치료와 관리의 전 과정을 주도적으로 선택하여, 건강한 손을 되찾기를 진심으로 바랍니다. 평범하고 소중한 일상으로 복귀하는 길에 이 책이 든든한 길잡이가 되기를 소망합니다.

2026년 4월
희망찬병원에서
김진균

손저림의 가장 흔한 원인
손목터널증후군

ⓒ 김진균, 2026

초판 1쇄 발행 2026년 4월 23일

지은이   김진균
펴낸이   이기봉
편집   좋은땅 편집팀
펴낸곳   도서출판 좋은땅
주소   서울특별시 마포구 양화로12길 26 지월드빌딩 (서교동 395-7)
전화   02)374-8616~7
팩스   02)374-8614
이메일   gworldbook@naver.com
홈페이지 www.g-world.co.kr

ISBN 979-11-388-5891-5 (03510)